Ashish Kumar
Ravudai Singh Jabbal
Reeta Jain

Seleção de cores em Dentisteria Protética

Ashish Kumar
Ravudai Singh Jabbal
Reeta Jain

Seleção de cores em Dentisteria Protética

ScienciaScripts

Imprint

Cover image: www.ingimage.com

This book is a translation from the original published under ISBN 978-620-7-99927-9.

Publisher:
Sciencia Scripts
is a trademark of
Dodo Books Indian Ocean Ltd. and OmniScriptum S.R.L publishing group

120 High Road, East Finchley, London, N2 9ED, United Kingdom
Str. Armeneasca 28/1, office 1, Chisinau MD-2012, Republic of Moldova, Europe
Printed at: see last page
ISBN: 978-620-8-04525-8

Índice

Introdução

Na medicina dentária moderna, os pacientes e os dentistas estão a dar grande ênfase às restaurações estéticas. Para estas restaurações com cor de dente, uma seleção de cor precisa e aceitável no consultório e a sua formulação exacta no laboratório continua a ser uma tarefa exigente, mesmo para os clínicos e técnicos de laboratório experientes. Rotineiramente, a seleção da cor é realizada visualmente com a ajuda de diferentes guias de cor de cerâmica. O processo de seleção da cor dos dentes foi caracterizado como uma ciência e uma arte por diferentes investigadores. A seleção da cor baseia-se em princípios científicos sólidos da cor e da ciência da cor.[1] As variáveis na sala de tratamento dentário e o erro humano são obstáculos reconhecidos na seleção de cores dos dentes.

A cor dos dentes é determinada pelos efeitos combinados das colorações intrínsecas e extrínsecas. Existem muitos factores associados à descoloração e coloração dos dentes, tanto intrínsecos como extrínsecos. A cor intrínseca dos dentes está associada às propriedades de dispersão e absorção da luz do esmalte e da dentina. A cor extrínseca está associada à absorção de materiais (por exemplo, chá, vinho tinto, clorhexidina, sais de ferro) na superfície do esmalte e, em particular, no revestimento da película, que acaba por causar uma coloração extrínseca.[67]

É essencial efetuar uma restauração estética que se misture simetricamente com os dentes adjacentes do paciente. No entanto, devido à extensa gama de cores dos dentes naturais, é difícil conseguir uma correspondência de cor íntima entre a prótese e os dentes naturais. Muitas próteses falham devido a uma seleção inadequada da cor e, por isso, todos os dentistas devem estar familiarizados com o processo de seleção da cor para obterem os melhores resultados. O cérebro humano consegue identificar cerca de um milhão de cores, e foram desenvolvidos dispositivos precisos que conseguem reconhecer aproximadamente 10 milhões de cores diferentes. As cores da dentição humana diferem significativamente e os dispositivos electrónicos podem identificar aproximadamente 100.000 cores dentárias, enquanto o olho humano consegue identificar apenas 1% dessas cores. É difícil descrever com precisão e comunicar verbalmente as cores; por isso, são utilizadas três variáveis para caraterizar a perceção da luz reflectida pela superfície do dente: matiz, valor e croma. **O matiz** descreve a tonalidade dominante do dente (mais amarelada ou avermelhada), **o valor** é a claridade ou escuridão da tonalidade do dente medida independentemente do matiz, e **o croma** é a qualidade que distingue o grau de vivacidade do matiz.[66]

Os métodos e a tecnologia convencionais de cor por si só têm limitações, porque os técnicos necessitam de mais informação visual para interpretar a informação de cor. Os avanços na tecnologia aumentaram consideravelmente a probabilidade de uma correspondência de cor clinicamente aceitável através de uma análise de cor precisa, se corretamente realizada.[2]

O processo de seleção da cor dos dentes tem sido caracterizado como uma ciência e também como uma arte por diferentes investigadores. **Derbabian et al (2001), Hammad (2003), Miller (1994) e Jasinevicius et al (2009)** concordaram que a seleção da cor se baseia em princípios científicos sólidos da cor e da ciência da cor, que estão em jogo sempre que se faz uma seleção de cor. Shapiro e Resk e Seghi et al também consideraram que o processo de seleção da tonalidade representa um desafio para as capacidades artísticas do clínico e do técnico de laboratório, devido a factores fisiológicos e psicológicos. Os aspectos científicos e artísticos do processo de seleção da cor foram divididos em quatro categorias principais: propriedades físicas e ópticas do dente que está a ser visualizado; natureza da luz a que o dente está exposto; avaliação da cor do dente por um observador; e relação do dente com as estruturas circundantes.[1]

Existem ou podem ocorrer numerosas inadequações e inconsistências nestes procedimentos, tais como padrões de cor dentária deficientes (guias de cor), discordância de cor entre camadas de porcelana, variações de cor do lote, deficiência de cor clínica, falta de educação e formação em matéria de cor, condições e método de correspondência de cor inadequados, comunicação de cor deficiente e reprodução de cor imprecisa. Existe uma forte ligação causal entre estes factores mencionados, que, por vezes, resultam na falta de correspondência das cores das restaurações. Opiniões e resultados controversos sobre a influência do género do clínico e dos anos de prática na qualidade da correspondência de cores tornam as coisas ainda mais complicadas.

Apesar destas limitações, a combinação olho-cérebro humano consegue detetar diferenças muito pequenas na cor entre dois objectos. Com o tempo e os avanços, o erro humano na determinação da cor está a ser minimizado e não estão longe os dias em que a correspondência exacta da cor de um dente pode ser visualizada com precisão.

Revisão da literatura

McMaugh DR. (1977)[3] comparou a capacidade de correspondência de cores de dentistas, estudantes de medicina dentária e técnicos de cerâmica e examinou os papéis que a experiência e a visão defeituosa da cor podem desempenhar na correspondência correta das cores dentárias. Participaram no estudo quatro grupos de indivíduos: i) estudantes de medicina dentária do primeiro ano, ii) estudantes do último ano, iii) a) médicos dentistas generalistas, b) médicos dentistas envolvidos em práticas protéticas especializadas e iv) técnicos de cerâmica de laboratórios privados. Foi determinada uma disposição de tonalidades de cor padrão da série Vita Vacu-Lumen e montada numa moldura de perspex e foi pedido aos sujeitos que fizessem corresponder as tonalidades. Os resultados do estudo mostraram que existia uma diferença estatisticamente significativa entre o Grupo i e o Grupo iii (b) apenas no que diz respeito às suas pontuações de discriminação, bem como uma diferença estatisticamente significativa entre o subgrupo iii (a) e (b) no que diz respeito às suas pontuações de discriminação. O rastreio através do teste de Ishihara revelou sete indivíduos com deficiência cromática em 88 indivíduos. Concluiu-se que existe uma diferença estatisticamente significativa entre os alunos do primeiro ano e os profissionais especializados e postulou-se que a experiência pode desempenhar um papel importante nas capacidades de correção da cor.

Shotwell JL et al. (1986)[4] comparou a cor dos dentes de prótese e das guias de cor. A reflectância espetral de 10 guias de cor foi determinada com o uso de espetroscopia de reflectância difusa para 12 cores. Também foi determinada a reflectância espetral de 10 dentes de dentadura de cada cor. A cor de cada amostra foi calculada para a luz do dia pelo método CIE. Estatisticamente, os resultados mostraram que foram registadas diferenças em pelo menos um parâmetro para 10 das 12 cores estudadas. A forma geral das curvas médias de reflectância difusa espetral dos dentes de dentadura estudados exibiu uma ondulação não encontrada nas curvas dos guias de cor. Isto implicava que havia uma diferença nos materiais utilizados na construção das guias e dos dentes. Concluiu-se que, para que uma prótese dentária corresponda à dentição natural em termos de cor para todas as iluminações possíveis, deve corresponder em termos de reflectância a todo o espetro visível. Recomendou-se que (1) a correspondência de cor dos dentes de prótese com a dentição natural seja efectuada utilizando os dentes de prótese que serão incorporados na prótese e (2) a correspondência de cor seja efectuada utilizando o iluminante sob o qual a prótese será mais frequentemente vista.

Young Jr L et al. (1994)[5] avaliaram as diferenças de cor em próteses de resina acrílica e dentes naturais. Foram efectuadas quatro experiências. Na primeira experiência, os dentistas examinaram se a numeração do guia de cores Biotone correspondia à disposição dos separadores do claro para o escuro. Na segunda, uma tarefa de discriminação visual determinou se os dentistas conseguiam distinguir as guias de cor umas das outras. A terceira experiência foi utilizada para avaliar as cores dos dentes em grupos que diferiam em idade, género e tez. A quarta experiência examinou se as cores utilizadas nas próteses completas eram semelhantes às cores encontradas nos dentes naturais. Os resultados da primeira experiência revelaram que os números dos separadores de cor não estavam organizados do claro para o escuro. Os resultados da segunda experiência revelaram que é difícil para um profissional bem treinado distinguir entre certos separadores, e que os separadores de cor podem ser reorganizados numa base empírica. Os resultados das duas últimas experiências indicaram que a cor dos dentes escurece com a idade; os indivíduos com tez mais escura têm dentes ligeiramente, mas significativamente, mais claros do que os indivíduos com tez mais clara, e as mulheres têm dentes ligeiramente, mas significativamente, mais claros do que os homens; e as próteses dentárias fornecidas a pacientes a partir dos quarenta anos mostram pouca variação na cor, enquanto os dentes naturais continuam a escurecer com a idade. Concluiu-se que os dentistas não devem considerar o género e a tez na seleção da cor dos dentes para as próteses completas. Embora os dentes naturais escureçam com a idade, a cor dos dentes de resina selecionados para próteses completas tende a ser relativamente independente da idade do doente.

Yap AUJ et al. (1995)[6] efectuaram um estudo para fazer corresponder a cor de materiais de restauração coloridos com base num guia de cores comercial. Foi pedido a 40 profissionais de medicina dentária que fizessem corresponder a cor de cinco materiais de restauração diferentes às respectivas guias de cor Vita, de acordo com uma escala de 5 pontos (1 = correspondência de cor muito fraca; 5 = correspondência de cor excelente). Foram escolhidas três tonalidades para cada material de restauração (uma tonalidade de valor médio, bem como a tonalidade de valor mais elevado e a tonalidade de valor mais baixo presentes em cada sistema). Os resultados indicaram que os materiais compósitos de resina tinham uma correspondência de cor global significativamente melhor do que os outros materiais avaliados e que um cimento de ionómero de vidro modificado por resina tinha uma correspondência de cor significativamente melhor do que o "compómero" e outro cimento de ionómero de vidro modificado por resina. Apenas 11% das pontuações para todas as combinações de material e cor receberam uma classificação boa ou excelente (pontuação superior a 3). Concluiu-se que a correspondência da cor com o guia de cores Vita não dependia do material, mas tendia a diferir entre os diferentes valores de cores avaliados.

Douglas RD et al. (1998)[7] estudaram a aceitabilidade das diferenças de cor em coroas metalo-cerâmicas utilizando o sistema colorimétrico CIELAB. Os centros das superfícies vestibulares de 60 coroas metalo-cerâmicas fabricadas comercialmente foram medidos com um colorímetro tristimulus. Os valores médios do CIELAB foram determinados após três medições separadas em sucessão. As avaliações colorimétricas de uma seleção aleatória de um terço das coroas metalo-cerâmicas foram repetidas numa segunda ocasião pelo mesmo avaliador com a mesma técnica. Os valores médios CIELAB intra-examinador para as coroas correspondentes foram comparados. Foram reunidos e codificados de forma aleatória três grupos de dez pares de coroas cada, com os seguintes critérios 1. Grupo L* ou conjunto de variação de luminosidade, 2. Grupo a* ou conjunto de variação de vermelho, 3. Grupo b* ou conjunto de variação de amarelo. Vinte protésicos foram recrutados para avaliar os pares de coroas. Os resultados mostraram que a diferença média de cor para o teste intraexaminador foi de 0,34 unidades ΔE. As correlações entre a avaliação instrumental e visual das diferenças de cor nestes pares de coroas não foram concordantes em todas as dimensões do espaço de cor. Os limiares de aceitabilidade das diferenças de cor foram de 1,1 ΔE para as coroas com variação de cor vermelha e de 2,1 ΔE para as coroas com variação de cor amarela. Os limiares para os julgamentos de percetibilidade foram significativamente mais baixos do que os limiares para os julgamentos de aceitabilidade. Concluiu-se que os limiares de aceitabilidade estavam dependentes da cromaticidade. Os observadores foram mais sensíveis e críticos relativamente a coroas cuja cor diferia em vermelhidão do que a coroas cuja cor diferia na mesma medida em amarelo.

Okubo SR et al. (1998)[8] avaliaram e compararam a capacidade de um novo colorímetro computorizado e de um teste visual simples para fazer corresponder os dentes das guias de cor de cerâmica. Trinta e um observadores com visão de cores normal tiveram tempo ilimitado para combinar um conjunto de dentes da guia de cores Vita Lumin com os dentes correspondentes de uma segunda guia de cores Vita Lumin. O mesmo teste foi administrado a 14 dos observadores vários meses depois para determinar a variabilidade dentro do sujeito. Um colorímetro computadorizado (Colortron II) equipado com um guia de posicionamento foi usado para medir o terço médio de cada dente da escala de cores. Através de uma "ferramenta de correspondência" presente no software do computador, as leituras de uma escala de cores foram comparadas com as leituras da outra escala de cores, utilizando as medidas CIELAB e os valores ΔE. O número médio de correspondências corretas pelo colorímetro e de correspondências corretas no teste visual foram comparados. A repetibilidade de ambos os testes foi determinada. Os resultados mostraram que o instrumento Colortron II correspondeu corretamente a 8 dos 16 separadores (50% correto), enquanto a correspondência visual pelos examinadores foi em média 7,7 de 16 correspondências corretas (48% correto) (desvio padrão 2,7). Não se registaram diferenças estatisticamente significativas entre os dois métodos. O colorímetro demonstrou uma repetibilidade de 100% e o teste visual demonstrou uma repetibilidade razoável.

Yap AUJ et al. (1999)[9] compararam a diferença na correspondência de cores entre a avaliação do olho humano e a colorimetria computorizada. Foi pedido a cinquenta profissionais de medicina dentária que fizessem corresponder a cor das pastilhas de cor Vita Lumin a sete pastilhas de teste diferentes, dispostas aleatoriamente, do guia de cores Z100. Todos os avaliadores não tinham conhecimento das cores das pastilhas de teste e foi-lhes pedido que fizessem corresponder apenas a cor do corpo da pastilha Vita Lumin ao terço médio ou corpo de cada pastilha de teste. Os resultados obtidos foram posteriormente computados em valores L*a*b* e comparados com os resultados obtidos por colorimetria computorizada. Os resultados indicam que a diferença na correspondência de cores entre a avaliação do olho humano e a colorimetria computorizada depende da tonalidade. A discrepância foi significativa para as coordenadas b* das tonalidades A1 e B2 e para as coordenadas L* e b* da tonalidade C4. Para todas as tonalidades avaliadas, a diferença de cor entre a correspondência de cor olho-homem e a correspondência de cor computorizada é percetível em ambientes clínicos, uma vez que os valores delta E são superiores a três. Concluiu-se que há necessidade de factores de correção na especificação formal do software de correspondência de cores devido à discrepância entre a correspondência de cores olho humano e a correspondência de cores colorimétrica computorizada.

Douglas RD et al. (1999)[10] efectuaram um estudo para prever a espessura da porcelana da dentina necessária para obter uma correspondência de cor clínica ($\leq$3 unidades ΔE) para uma variedade de sistemas e cores de porcelana dentária. Foram avaliados três sistemas de coroa totalmente em cerâmica (Empress, Inceram-Alumina, Inceram-Spinell) e 2 sistemas de cerâmica metálica (Vintage, VMK-95), cada um nas cores A1, A3 e C2. Foram fabricados cinco espécimes de cada porcelana, de cada cor, com espessuras de 1,0, 1,2, 1,5 e 2,0 mm. As coordenadas CIELAB foram registadas para cada espécime e para o terço médio gengival dos separadores de cor correspondentes com um colorímetro Minolta CR-321. Os resultados indicaram que setenta por cento da diferença de cor entre o espécime e a pastilha de cor se deveu ao elevado L* (valor Munsell) nos espécimes. Em espessuras de $\leq$2,0 mm de porcelana de dentina, os sistemas totalmente cerâmicos apresentaram mais correspondências de cor do que os sistemas de cerâmica metálica. Concluiu-se que os espécimes feitos com sistemas de cerâmica pura semi-translúcidos exibiram combinações de cores clínicas que eram superiores às feitas com os sistemas de cerâmica metálica. O aumento da espessura dos sistemas semi-translúcidos de 1,0 para 2,0 mm não melhorou a correspondência de cores.

Ragain JC et al. (1999)[11] avaliaram as fórmulas CIELAB, CMC (2:1) e CMC (1:1) para identificar o melhor indicador de aceitabilidade de pequenas diferenças de cor nos materiais de restauração dentária estética, determinaram se diferentes grupos de observadores tinham diferentes níveis de aceitabilidade e estimaram a diferença de cor que indicava aceitabilidade entre uma restauração e um dente adjacente. A população de observadores humanos foi dividida em quatro grupos, cada um contendo 12 indivíduos. O teste de discriminação da cor da resina composta foi composto por seis conjuntos de discos fabricados a partir de materiais de restauração de resina composta dentária. Cada conjunto era composto por um disco padrão representando a cor do dente. Em cada conjunto, seis discos representando restaurações de resina composta foram emparelhados com o disco padrão. Houve um total de 36 destes emparelhamentos no teste. As diferenças de cor entre os discos padrão e os discos de restauração foram calculadas em unidades de cor CIELAB, CMC (1:1) e CMC (2:1). Os resultados relativos à aceitação das restaurações dentárias com base apenas na diferença de cor mostraram que a fórmula de diferença de cor CMC (1:1) deu uma melhor correlação do que a fórmula CIELAB para pequenas diferenças de cor nos materiais de restauração dentária estéticos. Foram encontradas diferenças significativas entre os grupos experimentais no que respeita à aceitabilidade das diferenças de cor utilizando as fórmulas CMC (1:1) e CIELAB. O grupo de higienistas dentários/auxiliares demonstrou ser mais discriminatório na aceitação das diferenças de cor entre os dentes e os materiais de restauração de resina composta do que os doentes. A média dos pontos de substituição 50:50 ΔE para todos os indivíduos foi de 2,29 e 2,72 unidades de cor para as fórmulas CMC (1:1) e CIELAB, respetivamente.

Wee AG et al. (2000)[12] avaliaram o novo ShadeEye-EX Chroma Meter e um novo sistema visual de combinação de cores de porcelana (Vitapan 3-D Master, Omega 900) em comparação com o sistema visual de combinação de cores de porcelana tradicionalmente utilizado (Vita Lumin Vacuum, VMK 68). Foram efectuadas combinações de cores e fabricações de porcelana em pastilhas de cor individualizadas. As pastilhas de porcelana fabricadas foram avaliadas em comparação com o respetivo dente natural, utilizando os critérios do Serviço de Saúde Pública dos Estados Unidos (USPHS) para determinar a correspondência clinicamente aceitável. As pastilhas também foram classificadas de acordo com a correspondência de cor final com o dente natural correspondente. A percentagem de correspondências de cor clinicamente aceitáveis foi a seguinte Vita Lumin Vacuum (46,67%), ShadeEye-EX (40%) e Vitapan 3-D Master (56,67%). A equação de estimativa generalizada (a = 0,5) não mostrou diferenças estatisticamente significativas entre os sistemas na obtenção de uma correspondência clinicamente aceitável. O teste do qui-quadrado não mostrou diferenças estatisticamente significativas entre os sistemas em termos de ordem de classificação. Os resultados indicaram que os dois novos sistemas não produzem uma correspondência de cor melhor do que o sistema convencional de correspondência visual de cor da porcelana.

Sim CP et al. (2001)[13] investigaram as diferenças na perceção da cor entre grupos distintos de pessoal dentário. Foi pedido a quatro grupos de profissionais de medicina dentária (dez técnicos de prótese dentária, quinze estudantes do último ano de medicina dentária, quinze médicos de clínica geral e dez protésicos) que fizessem corresponder sete separadores de teste com as cores A1, A4, B2, B3, C2, C4 e D3 (guia de cores Z100, 3M Dental Products, St Paul, MN 55144, EUA) a uma guia de cores Vita padrão em condições de iluminação semelhantes. Os resultados obtidos foram calculados em valores L*a*b* utilizando um colorímetro de pequena área (Dental Colorimeter, Minolta Camera Pte Ltd). Os resultados mostraram diferenças significativas em ΔE (diferença de cor) entre os técnicos dentários e os clínicos para a cor C4. A diferença significativa que foi observada em ΔE para tons escuros entre os técnicos de prótese dentária deveu-se principalmente a uma disparidade nos valores L*. Foi observada uma diferença significativa em ΔL^* entre os técnicos de prótese dentária e os protésicos para a cor C4.

Heffernan MJ et al. (2002)[14] compararam a translucidez de seis materiais de núcleo de sistemas totalmente em cerâmica com espessuras clinicamente adequadas. Os espécimes de disco foram fabricados com os seguintes materiais (n=5 por grupo): Dentina IPS Empress, dentina IPS Empress 2, núcleo In-Ceram Alumina, núcleo In-Ceram Spinell, núcleo In-Ceram Zirconia e núcleo Procera AllCeram. Os espécimes de dentina Empress e Empress 2 também foram fabricados e testados com uma espessura de 0,77 ± 0,02 mm. Uma liga de metal-cerâmica de alto brilho serviu como controlo e a dentina opaca Vitadur Alpha foi utilizada como padrão. A reflectância da amostra foi medida. Os rácios de contraste foram calculados a partir da reflectância luminosa (Y) das amostras com um suporte preto (Yb) e um suporte branco (Yw) para obter Yb/Yw. A análise de variância de uma via e o teste de comparação múltipla de Tukey foram utilizados para analisar os dados. Os rácios de contraste, por ordem do mais translúcido para o mais opaco, foram os seguintes Vitadur Alpha 0,60 ± 0,03, Empress (0,5 mm) 0,64 ± 0,01, In-Ceram Spinell 0,67 ± 0,02, Empress 2 (0,5 mm) 0,68 ± 0,02, Empress (0,8 mm) 0,72 ± 0.01, Procera 0,72 ± 0,01, Empress 2 (0,8 mm) 0,74 ± 0,01, In-Ceram Alumina 0,87 ± 0,01, In-Ceram Zirconia 1,00 ± 0,01, e liga 52 SF 1,00 ± 0,00. Concluiu-se que existia uma gama de translucidez do núcleo cerâmico em espessuras de núcleo clinicamente relevantes. Por ordem decrescente de translucidez, as gamas foram Vitadur Alpha dentin (standard) > In-Ceram Spinell > Empress, Procera, Empress 2 > In-Ceram Alumina > InCeram Zirconia, 52 SF alloy.

Tung FF. (2002)[15] avaliou a fiabilidade de um colorímetro dentário de contacto e correlacionou a cor registada pelo colorímetro com a cor selecionada por clínicos experientes. Foram efectuados testes in vivo em 11 indivíduos (2 mulheres e 9 homens). Na parte I do estudo, 2 examinadores (A e B) efectuaram 2 medições com o colorímetro nos incisivos centrais maxilares direitos dos indivíduos. Os examinadores não tinham conhecimento dos seus próprios dados e dos dados dos outros investigadores. As leituras foram repetidas 3 semanas depois com o mesmo protocolo. Na parte II do estudo, 2 clínicos experientes (examinadores D e E) selecionaram uma cor do guia de cores clássico Vita Lumin Vacuum para os incisivos centrais superiores direitos dos mesmos 11 indivíduos. Os clínicos não tinham conhecimento das selecções um do outro e das leituras do colorímetro. Os resultados da análise de fiabilidade para cada um dos ensaios combinados de cor, valor e matiz foram todos >.94. Os valores α da fiabilidade interexaminadores foram >.9 para a tonalidade e o valor e .64 a .74 para a tonalidade. O α interexaminador representou o intervalo de valores de cada uma das 4 medições. Os valores de fiabilidade intraexaminador α para a tonalidade, o valor e o matiz foram de 0,99, 0,95 e 0,96 para o examinador A e de 0,99, 0,93 e 0,97 para o examinador B, respetivamente. Na parte II do estudo, o colorímetro concordou consigo próprio em 82% das vezes, enquanto os médicos concordaram entre si quanto à tonalidade selecionada em 73% das vezes. As selecções feitas pelo colorímetro e pelos clínicos coincidiram em 55% a 64% das vezes.

Paul S et al. (2002)[16] realizaram um estudo para analisar visualmente e espectrofotometricamente a cor dos dentes humanos. Em trinta pacientes, com pelo menos um incisivo central superior sem qualquer restauração, três operadores com deficiência visual de cor não relatada selecionaram independentemente a melhor combinação para o terço médio dos dentes, utilizando um Vita Classical Shade Guide. Os mesmos dentes foram medidos por meio de um espectrofotômetro de reflectância três vezes consecutivas para cada um dos 30 dentes. A determinação da cor foi realizada através do posicionamento de uma área de medição circular padronizada de 3 mm de diâmetro sobre o mesmo terço médio da superfície dentária que havia sido utilizado para a avaliação visual. Os resultados mostraram que, no grupo humano, as três selecções visuais de cor coincidiram em apenas 26,6%. No grupo espetrofotométrico, as três selecções de cor coincidiram em 83,3%. Em 93,3%, os valores de ΔE das cores dentárias avaliadas visualmente eram superiores aos valores de ΔE avaliados espectrofotometricamente. Concluiu-se que a análise espectrofotométrica da cor é mais exacta e mais reprodutível em comparação com a avaliação humana da cor.

Wee AG et al. (2002)[17] avaliaram e compararam a diferença de cor do processo total de replicação de cor e a direção dos parâmetros de cor individuais para 3 sistemas de correspondência de cor de porcelana dentária. A cor de 11 discos mestre de porcelana foi determinada visualmente e instrumentalmente utilizando 3 sistemas de correspondência de cor de porcelana: (1) Vita Lumin/Vita VMK 68,

(2) Vitapan 3D-Master/Vita Omega 900, e (3) Shofu ShadeEye-EX/Vintage Halo. Os discos de porcelana correspondentes, feitos de porcelana opaca de 4,5 mm e de dentina de 1 mm, foram fabricados com cada um dos sistemas de porcelana. As cores dos discos principais e dos discos fabricados (coordenadas CIE L* a* b*) foram medidas com um espectrorradiómetro com uma configuração de 45°/0°. Os resultados mostraram que o maior ΔE médio foi registado para o sistema Vitapan 3D-Master, que foi significativamente diferente dos outros sistemas. Foi encontrada uma diferença significativa entre a interação dos diferentes sistemas e a direção da cor. A quantidade de alteração dentro de cada parâmetro de cor foi dependente do sistema de porcelana, bem como a quantidade de alteração entre os parâmetros de cor.

Al-Wahadni A et al. (2002)[18] compararam a satisfação dos pacientes e de um protésico com a cor das restaurações metálicas fundidas com porcelana existentes. Foi selecionada uma amostra de conveniência de 212 pacientes para o estudo. Foi pedido aos pacientes e a um prostodontista, de forma independente e em condições padronizadas, que expressassem a sua satisfação com a correspondência da cor da restauração do paciente. A satisfação do paciente em relação ao sexo, local de tratamento e médico também foi examinada. Os resultados mostraram que o protésico estava menos satisfeito do que o doente com a combinação de cores num número significativo de casos. Não foi encontrada qualquer diferença na satisfação do doente relativamente ao sexo. Também se verificou que os doentes estavam mais satisfeitos com a correspondência da cor das restaurações colocadas por um protésico ou colocadas sob a supervisão de um protésico do que com as restaurações colocadas por médicos de clínica geral.

Barrett AA et al. (2002)[19] testaram o efeito do desenho do espécime na correspondência de cores de porcelana, colocando a hipótese de que os discos planos seriam correspondidos uns aos outros com maior precisão do que as pastilhas em forma de dente às pastilhas. Foi pedido a setenta e três estudantes finalistas de medicina dentária que fizessem corresponder discos de porcelana Vita selecionados e pastilhas de cor Vita a amostras semelhantes. A ordem de desenho, ou seja, fazer corresponder primeiro as pastilhas ou os discos, foi alternada para cada observador. Os espécimes foram entregues ao observador individualmente. Após a conclusão dos exercícios de correspondência, cada aluno recebeu os resultados do seu teste padronizado e reviu os resultados da correspondência. O tempo de teste e revisão foi de aproximadamente 20 minutos por observador. Os resultados mostraram que as pontuações médias de correspondência foram 78,4% para os discos e 73,6% para os separadores. Os observadores do sexo feminino acertaram 76,5% dos discos e 77,5% dos separadores, enquanto os observadores do sexo masculino acertaram 79,4% dos discos e 71,6% dos separadores. A correspondência dos discos antes dos separadores produziu níveis equivalentes de correspondência de sombras. Quando as abas foram combinadas primeiro, os resultados foram os seguintes: discos, 79,8%, e abas, 67,3%. Não houve diferença significativa na precisão da correspondência de sombras entre as duas formas, embora a ordem de correspondência do desenho tenha resultado numa diferença na capacidade de correspondência de sombras. Quando os separadores foram combinados em primeiro lugar e os discos em segundo, foi evidente uma melhor correspondência no segundo teste. O inverso não se verificou; não foi demonstrada qualquer aprendizagem quando as patilhas foram combinadas depois dos discos.

Hammad IA. (2003)[20] avaliou os efeitos de 2 guias de cor na repetibilidade (fiabilidade) intra-avaliadores de protésicos e médicos de clínica geral no que diz respeito à seleção de cor. Participaram neste estudo dez protésicos e dez médicos de clínica geral (todos homens, 35-45 anos de idade) com uma experiência média de 14 anos de prática. Os examinadores foram testados para eliminar o daltonismo. Cada clínico utilizou as guias de cor Vita Lumin Vacuum e Vitapan 3D-Master para determinar as cores dos caninos superiores direitos de 20 pacientes, seguindo um protocolo padrão. Os códigos de identificação das guias de cor foram ocultados para evitar a memorização da cor. Todos os dentes foram polidos antes de cada seleção de cor, e o processo de seleção foi padronizado para iluminação e procedimentos controlados. As selecções de cores foram repetidas aleatoriamente 1 mês depois pelos mesmos profissionais no mesmo grupo de pacientes, de acordo com o mesmo protocolo de seleção de cores. Os resultados indicaram interações significativas entre os efeitos do sistema de guia de sombras e a formação especializada na repetibilidade intra-avaliador. A repetibilidade intra-avaliadores dos protésicos foi significativamente mais elevada do que a dos médicos de clínica geral, quando se utilizou o sistema de orientação de cor Vita Lumin Vacuum. A utilização da escala de cores Vitapan 3DMaster melhorou significativamente a repetibilidade intraravaliadores dos médicos de clínica geral em comparação com a escala de cores Vita Lumin Vacuum. Esta melhoria não foi, no entanto, significativa entre os protésicos.

Dancy WM et al. (2003)[21] avaliaram a utilização da medição instrumental da cor na correspondência da cor clínica de coroas de porcelana fundida em metal (PFM) e coroas totalmente em porcelana; e os efeitos relativos dos factores clínicos e laboratoriais relacionados com a correspondência da cor para coroas PFM e totalmente em porcelana. Quarenta pacientes foram divididos aleatoriamente em dois grupos para a seleção da cor: avaliação visual convencional e análise fotocolorimétrica. Na consulta de preparação, foi tirada uma fotografia do dente alvo juntamente com quatro guias de cor selecionadas pelos dois observadores visuais. A coroa foi fabricada de acordo com a seleção visual ou com os valores E* mais baixos determinados a partir das fotografias e de um espetrofotómetro. Na consulta de cimentação, foram utilizados critérios clínicos para avaliar a anatomia/contorno, a textura da superfície e a quantidade de glaze antes da cimentação da restauração. Os resultados mostraram que a média de E* entre o dente de referência antes do preparo e a coroa antes da cimentação no grupo de avaliação visual foi de 10,49 (± 14,6), enquanto a média de E* no grupo fotocolorimétrico foi de 8,99 (± 5,7). A análise dos dados mostrou que os observadores e a técnica colorimétrica foram perfeitos em 41% das vezes e variaram em 59% das vezes. Concluiu-se que não existe uma diferença significativa na seleção da cor utilizando a avaliação visual convencional por dois clínicos experientes ou a técnica fotocolorimétrica.

Lagouvardos PE et al. (2004)[22] avaliaram o efeito das tonalidades individuais na fiabilidade e validade dos observadores na correspondência de cores. Um grupo de 16 estudantes fez corresponder 15 tonalidades de um guia de Kulzer e 10 incisivos humanos às pastilhas de cor de Kulzer e/ou Vita, em 4 testes diferentes. No teste 1, foi pedido aos alunos que fizessem corresponder as 15 paletas de cores às 10 cores de um guia Kulzer. No teste 2, foi-lhes pedido que fizessem corresponder os mesmos 15 tons de teste aos 16 tons de uma escala de cores de porcelana Vita Lumin Vacuum. No teste 3, foi-lhes pedido que indicassem de memória a designação da cor de cada um dos separadores do teste. Finalmente, no teste 4, os dentes humanos extraídos foram comparados com uma das 10 cores Kulzer. Os resultados mostraram que as cores I, B10, C40, A35 e A10 foram as que apresentaram os valores mais elevados de fiabilidade e validade. Concluindo, a) o processo de correspondência com cores de diferentes materiais não foi suficientemente preciso, b) algumas cores produzem uma correspondência mais fiável e válida do que outras e c) os dentes são combinados com relativa dificuldade.

Cal E et al. (2004)[23] mostraram a aplicabilidade do software gráfico na análise da cor e investigaram a fiabilidade das guias de cor comerciais produzidas pelo mesmo fabricante, utilizando esta técnica digital. Depois de confirmar a fiabilidade e a reprodutibilidade do método digital utilizando imagens coloridas auto-avaliadas, três guias de cor do mesmo fabricante foram fotografadas à luz do dia e em ambientes de estúdio com uma câmara digital e guardadas em formato TIFF (tagged image file format). A análise de cor de cada fotografia foi efectuada utilizando o programa gráfico Adobe Photoshop 4.0. A luminosidade e os valores de vermelho, verde e azul (L e RGB) de cada separador de cor de cada guia de cor foram medidos e os dados foram submetidos a uma análise estatística utilizando o teste ANOVA de medidas repetidas. Os valores de L e RGB das imagens tiradas à luz do dia diferiram significativamente dos das imagens tiradas em ambiente de estúdio ($P < 0,05$). Em ambos os ambientes, os valores de luminosidade e de vermelho dos separadores de sombra foram significativamente diferentes entre si ($P < 0,05$). Concluiu-se que, quando as condições ambientais são mantidas constantes, o programa de análise de cor Adobe Photoshop 4.0 pode ser utilizado para analisar a cor das imagens. Por outro lado, os resultados revelaram que a exatidão dos separadores de tonalidade amplamente utilizados na correspondência de cores deve ser revista.

Ikeda T et al. (2005)[24] avaliaram as propriedades ópticas (a translucidez e as cores) de compósitos de resina de tonalidade opaca. Os materiais selecionados neste estudo foram dois compósitos de resina mais recentes (Solare e Filtek Supreme), bem como o Charisma, um compósito de resina que tem sido utilizado clinicamente há algum tempo. Foram utilizadas as cores A2 e OA2 do Charisma, as cores A2 e AO2 do Solare, bem como as cores A2B e A2D do Filtek Supreme. Os parâmetros CIELAB (L*, a* e b*) dos discos das tonalidades A2 e A2 opaco (OA2) de Charisma (Heraeus-Kulzer), Solare (GC) e Filtek Supreme (3M) foram avaliados para calcular o parâmetro de translucidez e as diferenças de cor (ΔE*) entre A2 e OA2. Uma análise de variância de duas vias para o parâmetro de translucidez indicou um valor estatisticamente menos significativo na tonalidade OA2 do que na tonalidade A2 para todos os produtos. Relativamente aos produtos, o Charisma apresentou um valor de parâmetro de translucidez estatisticamente superior aos outros dois produtos. Entre A2 e OA2, todos os produtos revelaram diferenças de cor clinicamente perceptíveis (ΔE* > 3,3). Assim, as diferenças de cor dos compósitos de resina de tonalidade opaca devem ser tidas em consideração, bem como a translucidez dos materiais, para uma correspondência de cor clinicamente aceitável da restauração.

***Wee* AC et al. (2005)**[25] avaliaram o processo de replicação da cor final de três sistemas de correspondência visual da cor da porcelana (Vita Lumin VacuumZVita VMK 68, Vident Inc., Brea, CA, EUA; Vitapan 3D MasterZVita Omega 900, Vident Inc.; e ShadeEye-EXZVintage Halo, Shofu Dental Corporation, Portland, OR, EUA). A dentição natural dos indivíduos foi comparada com os separadores de cor de porcelana individualizados fabricados em laboratório. Foram obtidas combinações de cores dos incisivos de dez indivíduos utilizando três sistemas visuais de correspondência de cores de porcelana diferentes. Os laboratórios comerciais fabricaram uma pastilha de porcelana individualizada correspondente para cada incisivo, de acordo com a seleção do sistema visual de correspondência de cores. As avaliações da correspondência da cor das pastilhas de porcelana individualizadas fabricadas com os dentes correspondentes foram efectuadas por consenso dos protésicos e por autoavaliação dos indivíduos, utilizando os critérios do Serviço de Saúde Pública dos EUA. Os resultados indicaram que o sistema Vitapan 3D MasterZomega 900 (Vident Inc., Brea, CA, EUA) tinha uma probabilidade significativamente maior do que o sistema Vita Lumin VacuumZVMK 68 (Vident Inc.) de obter uma correspondência de cor clinicamente aceitável.

Esan TA et al. (2006)[26] avaliaram os factores que influenciam a seleção da cor dos dentes em pacientes completamente desdentados. Um total de duzentos e doze indivíduos com idades entre quinze e setenta e nove anos participaram desse estudo. Um pesquisador, calibrado para examinar a cor dos dentes, realizou todos os exames. Um guia de cor Vita-Lumin foi utilizado para examinar o incisivo central superior direito ou esquerdo. As cores dos dentes foram divididas em duas categorias de acordo com o valor, e os tons de pele foram divididos em duas categorias (claro e escuro). Para a análise dos dados, foram utilizados os testes do qui-quadrado e o teste exato de Fisher. Os resultados mostraram que não houve diferença estatisticamente significativa entre a cor do dente e a cor da pele e a perceção dos sujeitos sobre a cor do seu dente. Entretanto, houve diferença estatisticamente significativa entre a idade e a cor do dente. Também houve diferença estatisticamente significativa na cor dos dentes entre homens e mulheres. Concluiu-se que, dentro das limitações deste estudo, o valor da cor dos dentes e a cor da pele não estão relacionados. No entanto, adultos mais velhos e homens são mais propensos a ter dentes mais escuros.

Cal E et al. (2006)[27] determinaram a correlação entre as medições de cor efectuadas em três guias de cor do mesmo fabricante, obtidas com análises digitais e espectrofotométricas. Sessenta guias de cor de três guias de cor foram analisadas para determinar os valores L*, a*, b* com um espetrofotómetro. As mesmas guias de cor foram também fotografadas com uma câmara digital e os mesmos parâmetros de cor foram determinados nas imagens digitais com o software. Foram efectuadas três medições para cada aba de cor com ambos os métodos. As diferenças estatísticas entre os resultados dos dois métodos foram determinadas utilizando ANOVA ($\alpha = 0,05$). Além disso, a presença de qualquer correlação entre os dois métodos em cada guia foi investigada através da análise de correlação. Observou-se que os valores de a* e b* obtidos pelo método digital estavam correlacionados com os do espetrofotómetro. A análise espectrofotométrica não revelou disparidades entre as medidas de L* das abas de sombreamento de três guias de sombreamento (P > 0,05), mas foram observadas diferenças significativas entre os valores de L* das abas de sombreamento com o método de análise digital (P = 0,000). O método digital formou mais subgrupos do que o espetrofotómetro. Para os valores de a* e b*, ambos os métodos revelaram diferenças significativas entre os separadores de cor (P < 0,05). Além disso, ambas as análises revelaram que as caraterísticas de cor da primeira escala de cores eram diferentes das outras duas. Os resultados obtidos pelo método digital foram correlacionados com os do espetrofotómetro, especialmente para os valores a* e b*.

Winkler S et al. (2006)[28] avaliaram a capacidade de correspondência de cores de estudantes de medicina dentária. Os estudantes de medicina dentária sénior e júnior receberam separadores de cores não marcados e foi-lhes pedido que comparassem o separador com o guia de cores (guia de cores Portrait IPN). O guia de cores foi organizado com o primeiro nível envolvendo a divisão das dezasseis cores vita em quatro grupos de tonalidades: A ¼ castanho avermelhado, B ¼ amarelo avermelhado, C ¼ cinzento e D ¼ cinzento avermelhado. Dentro de cada grupo de matizes, os separadores de tonalidades estão organizados por ordem crescente de croma e decrescente de valor. Observou-se que os estudantes de medicina dentária obtiveram uma elevada taxa de identificação para os tons mais escuros (P14 e P24) no guia de cores, que representavam o croma mais elevado e o valor mais baixo nos grupos de tons de cinzento e amarelo avermelhado. Foi também obtida uma elevada taxa de identificação para P32, que representa o croma mais baixo e o valor mais elevado no grupo de tons cinzento-avermelhados. Os dados sugerem que os estudantes de medicina dentária tiveram mais dificuldade em determinar o grupo de tonalidade correto para os separadores de cor não marcados. As respostas incorrectas tendiam a permanecer na mesma gama de valores e cromas, mas eram selecionadas num grupo de tonalidades diferente. A grande quantidade de dispersão de dados encontrada na gama Bioform do guia de cores sugere que várias das cores são facilmente confundidas.

Derdilopoulou FV et al. (2007)[29] avaliaram o desempenho da análise visual e espectrofotométrica da cor dos dentes. Duas examinadoras experientes (E1 e

E2, sem deficiências de cor conhecidas) selecionaram independentemente a melhor correspondência do terço médio polido das superfícies vestibulares dos dentes anteriores maxilares e mandibulares dos pacientes (n = 3.758), utilizando o guia de cor ChromascopComplete (Ivoclar Vivadent). A avaliação visual foi efectuada em intervalos de meia hora antes do branqueamento e após 2 e 24 semanas. Para a avaliação assistida por computador, foi utilizado o SpectroShade 2.20 (MHT). A espetrofotometria mostrou valores de concordância elevados (89,6%); ambos os examinadores concordaram em 49,7% das medições. Uma concordância perfeita entre as determinações visuais e espectrofotométricas da cor foi encontrada em apenas 18,2% dos casos. A avaliação visual resultou em classificações significativamente mais escuras do que a espetrofotometria ($P < .0005$). No entanto, foi observada uma associação positiva para ambos os procedimentos ($P = .548$). A determinação espectrofotométrica da cor parece ser significativamente mais reprodutível do que o procedimento visual.

Paravina RD et al. (2007)[30] conceberam modelos informáticos para guias de cor dentária e compararam-nos com um guia de cor existente. Um total de 1064 dentes foram avaliados in vivo utilizando um espetrofotómetro intra-oral. Foram concebidos modelos de guias de cor. O erro de cobertura foi calculado para os valores CIELAB e CIE2000. Os valores registados foram comparados com o erro de cobertura do guia de cor Vitapan Classical. Os resultados mostraram que o erro de cobertura do Vitapan Classical foi de 4,1, variando de 0,5 a 11,5 ΔE_{ab}. As cores do Grupo A tiveram a melhor correspondência com os dentes humanos, seguidas das cores dos Grupos C, B e D, respetivamente. O erro de cobertura CIELAB do novo guia de cores de 24 guias, utilizando o agrupamento e a otimização, foi de 2,05 e 1,96, respetivamente. Os valores correspondentes do erro de cobertura CIE2000 foram 1,43 e 1,40, respetivamente. As diferenças de cor CIELAB foram maiores, mas altamente correlacionadas em comparação com as suas contrapartes CIE2000. O estudo demonstrou que, em comparação com as guias de cor existentes, as futuras guias de cor podem fornecer (a) uma cobertura semelhante da cor do dente com menos separadores, simplificando assim o procedimento de correspondência de cor, ou (b) uma melhor cobertura da cor do dente com um número semelhante de separadores, em ambos os casos aumentando as hipóteses de correspondências satisfatórias e, consequentemente, uma melhor estética.

Douglas RD et al. (2007)[31] determinou a tolerância dos dentistas para a percetibilidade e aceitabilidade da discrepância de cores intra-oralmente. Foi fabricada uma prótese de teste que permitia a troca de dez incisivos centrais superiores esquerdos de diferentes tonalidades com o incisivo central direito dentro da base da prótese. Foi utilizado um espectrorradiómetro para determinar as coordenadas CIELAB e as diferenças de cor (ΔE) entre o incisivo central direito e os dentes de prótese intercambiáveis do incisivo central esquerdo. Os dentes de prótese intercambiáveis variavam uniformemente entre uma unidade ΔE (visualmente indetetável) e mais de dez unidades ΔE (uma discrepância de cor óbvia). A prótese de teste com cada um dos dentes intercambiáveis foi modelada por um sujeito a vinte e oito dentistas num ambiente clínico. Para cada um dos dentes intercambiáveis, foi perguntado aos dentistas observadores se conseguiam ver uma diferença entre os incisivos centrais e, em caso afirmativo, se a diferença era aceitável. Os resultados mostraram que a diferença de cor na qual 50% dos dentistas observadores conseguiam percecionar uma diferença de cor (percetibilidade 50/50) era de 2,6 unidades ΔE. A diferença de cor prevista para que 50% dos indivíduos refizessem a restauração devido à falta de correspondência de cor (correspondência de cor clinicamente inaceitável) foi de 5,5 ΔE.

Yuan JC et al (2007)[32] definiu um espaço de cor de dente natural e comparou-o com o espaço de cor determinado por um fabricante com base num sistema de cor tridimensional. Novecentos e trinta e três incisivos centrais superiores (501 pacientes) foram medidos com um dispositivo de medição da cor (Vita Easyshade). Para cada dente, foram registados os valores L*, a*, b*, o croma, a tonalidade e a cor mais próxima (Vita 3DMaster). Foi efectuada uma análise de regressão linear para determinar até que ponto os valores do fabricante prevêem os valores reais de L*, a* e b*. Foram também calculadas as diferenças de cor (ΔE*) entre a população de Buffalo e a tonalidade mais próxima. Foi utilizado um teste t de 1 amostra para determinar se as diferenças de cor observadas na amostra eram estatisticamente diferentes do limiar de percetibilidade, ΔE*=3,7. Os resultados indicaram que os 3 atributos da população de Buffalo apresentavam uma gama mais alargada do que os do guia de cores. No entanto, a análise de regressão revelou uma relação significativamente positiva entre os valores L*, a* e b* dos 2 métodos (P<.001). O teste t de 1 amostra revelou uma diferença significativa de ΔE* (média ΔE*=6,15) em relação ao limiar de percetibilidade de ΔE*=3,7 (P<.001). Concluiu-se que as diferenças de cor entre a população de teste e o guia de cores estavam frequentemente acima dos limiares de percetibilidade publicados, mas dentro do intervalo de aceitabilidade. O espaço de cor dos dentes da população de teste abrangeu o espaço de cor do fabricante.

Gozalo-Diaz D et al. (2008)[33] estimaram a cor dos incisivos centrais superiores com base na idade e no género. Um espectrorradiómetro e uma fonte de luz externa foram utilizados para medir a cor das estruturas craniofaciais vitais dos indivíduos (incisivo central superior, gengiva anexa e pele facial). Os indivíduos (n=120) foram estratificados em 5 grupos etários com 4 grupos raciais e equilibrados quanto ao género. A regressão linear de primeira ordem foi utilizada para determinar os factores significativos no modelo de previsão para cada direção de cor do incisivo central maxilar. A idade, o género e a cor das outras estruturas craniofaciais foram estudados como potenciais preditores. As previsões finais em cada direção de cor foram baseadas apenas nos fatores estatisticamente significativos e, em seguida, as diferenças de cor entre os valores CIELAB observados e previstos para os incisivos centrais foram calculadas e resumidas. Os resultados indicaram que os preditores estatisticamente significativos da idade e do género foram responsáveis por 36% da variabilidade total em L*. O preditor estatisticamente significativo da idade foi responsável por 16% da variabilidade total em a*. Os preditores estatisticamente significativos da idade e do género foram responsáveis por 21% da variabilidade em b*. O ΔE médio (SD) entre os valores previstos e observados do CIELAB para o incisivo central foi de 5,8. Concluiu-se que a idade e o género foram determinantes estatisticamente significativos na previsão da cor natural dos incisivos centrais. Embora a precisão dessas previsões tenha sido menor do que a diferença de cor mediana encontrada para todos os pares de dentes estudados, e possa ser considerada uma precisão aceitável, são necessários mais estudos para reduzir essa precisão até o limite de deteção.

Da Silva JD et al. (2008)[34] avaliaram a eficácia clínica de um sistema espetrofotométrico de correspondência de cores na reprodução da cor dos dentes. Duas coroas metalo-cerâmicas foram fabricadas para um incisivo central superior em trinta e seis pacientes, utilizando duas técnicas de combinação de cores. A primeira técnica foi a correspondência visual convencional usando três sistemas de guia de cor, e a segunda foi uma técnica de correspondência de cor baseada em instrumentos usando um novo sistema espetrofotométrico. Os valores da diferença de cor (ΔE) entre o dente natural contralateral e cada uma das duas coroas foram calculados nas regiões cervical, média e incisal. Os valores de ΔE foram comparados. Três examinadores calibrados avaliaram a correspondência de cores classificando-a de 1 a 10 (10 = correspondência perfeita; 1 = sem correspondência; ≥8, aceite; ≤7, rejeitada). Os resultados revelaram que os valores médios de ΔE das coroas emparelhadas com o espetrofotómetro eram significativamente inferiores aos das coroas que utilizavam uma técnica convencional. As coroas combinadas tinham maior probabilidade de serem rejeitadas do que as combinadas utilizando o espetrofotómetro

Napadfek P et al. (2008)[35] analisou os métodos de comparação utilizados na seleção da cor dos dentes. A medicina dentária estética moderna, bem como os pacientes, têm exigências muito elevadas relativamente ao aspeto estético final da restauração dentária. Uma reprodução perfeita das tonalidades da dentição natural tem uma grande influência na satisfação dos pacientes com a restauração final. Existem diferentes técnicas possíveis utilizadas na seleção da cor dentária e podem ser divididas em dois grupos: métodos visuais e instrumentais. A determinação visual da cor por comparação do dente do paciente com um padrão de cor é o método mais frequentemente aplicado na medicina dentária clínica. A seleção da cor dentária deve ser efectuada à luz natural (temperatura de 6500 °K) de manhã (10h00) ou ao início da tarde (14h00), perto da janela do lado norte em dias claros. Um guia de cores dentárias é um método comummente utilizado na avaliação da cor dos dentes naturais, de modo a obter restaurações dentárias estéticas e de aspeto natural. A maioria das amostras da escala de cores está organizada em valores decrescentes e agrupada por tonalidade de A1 a D4. Nas técnicas instrumentais, são utilizados muitos dispositivos e máquinas-ferramentas diferentes para tornar a avaliação da cor mais simples, rápida, precisa e perfeita. Os instrumentos utilizados nesta técnica, como colorímetros, espectrofotómetros, câmaras digitais extra e intra-orais e câmaras de vídeo a cores, são uma solução alternativa e objetiva na seleção da cor e tornam-se cada vez mais populares na prática dentária diária. Concluiu-se que a escolha do método cabe ao clínico e que, por vezes, é preferível utilizar duas técnicas diferentes para obter um resultado estético objetivo e satisfatório na reabilitação dentária

Li Q et al (2009)[36] avaliaram os erros de cor da seleção visual de cores através de cinco guias de cores diferentes. Os incisivos centrais superiores esquerdos de sessenta participantes foram avaliados visualmente por dois grupos de prostodontistas, com diferentes experiências clínicas: os prostodontistas do Grupo Mais experiência clínica tinham mais de 5 anos de experiência clínica, enquanto os prostodontistas do Grupo Menos experiência clínica tinham menos de 5 anos de experiência clínica. Os observadores colocaram as pastilhas de cor no interior da boca do sujeito, junto ao incisivo central esquerdo e compararam a cor da região do terço médio do dente com as pastilhas de cor, escolhendo depois a pastilha com a melhor correspondência. A cor resultante foi determinada com base no consenso entre os observadores. As distribuições de cor (L*, a* e b*) de cada dente e das pastilhas de cor foram medidas com um espectrorradiómetro. Foram calculados os erros de cobertura (CEs) de cada guia de cor e as diferenças de cor (valores ΔE) entre um dente e as guias de cor selecionadas. Os erros de cobertura e os valores ΔE em todos os cinco sistemas de guias de cor estavam todos para além do limiar clínico de 3,3 unidades. O consenso levou a uma melhor correspondência de cor do que a do grupo de decisão individual nas guias de cor Vitapan 3D-Master e Shofu NCC. Verificou-se uma diferença significativa entre os valores de ΔE do sistema de controlo de cor e a experiência clínica. Em conclusão, todos os cinco sistemas de orientação da cor utilizados não alcançaram uma correspondência de cor clinicamente compatível. No entanto, o sistema de orientação de cor Vitapan 3D Master resultou nos valores mais baixos de EC e ΔE.

Kim-Pusateri S et al. (2009)[37] avaliaram a fiabilidade e a precisão de quatro instrumentos dentários de correspondência de cor (Spectro Shade, ShadeVision, VITA Easyshade e ShadeScan) num ambiente padronizado. Foram efectuadas medições de cor de três guias de cor comerciais (Vitapan Classical, Vitapan 3D-Master e Chromascop). As guias de cor foram colocadas no meio de uma matriz gengival (Shofu GUMY) com guias de cor da mesma tonalidade nominal de guias de cor adicionais colocadas em ambos os lados. As medições foram efectuadas na região central da pala de cor posicionada dentro de uma caixa preta. Para a avaliação da fiabilidade, cada aba de sombra de cada um dos três tipos de guias de sombra foi medida dez vezes. Para a avaliação da exatidão, cada aba de sombra de dez guias de cada um dos três tipos avaliados foi medida uma vez. Foram avaliadas as diferenças de fiabilidade e precisão. A fiabilidade dos dispositivos foi - Shade Vision, 99,0%; SpectroShade, 96,9%; VITA Easyshade, 96,4%; e ShadeScan, 87,4%. Foi encontrada uma diferença significativa na fiabilidade entre o ShadeVision e o ShadeScan. Todas as outras comparações mostraram uma fiabilidade semelhante. A precisão dos aparelhos foi a seguinte VITA Easyshade, 92,6%; ShadeVision, 84,8%; SpectroShade, 80,2%; e ShadeScan, 66,8%. Foram encontradas diferenças significativas na precisão entre todos os pares de aparelhos para todas as comparações, exceto para SpectroShade versus ShadeVision. Concluiu-se que o VITA Easyshade foi o único instrumento de medição de cor testado que apresentou valores de fiabilidade e precisão superiores a 90%.

Schropp L. (2009)[38] avaliou a eficácia das fotografias digitais e do software gráfico de computador para a correspondência de cores em comparação com a correspondência visual convencional. A tonalidade de uma pala de um guia de cores (Vita 3D-Master Guide) colocada numa cabeça de um fantoma foi comparada com uma segunda pala do mesmo tipo por nove observadores. Isto foi feito para doze guias de cores selecionadas (testes). O procedimento de correspondência de cores foi realizado visualmente num ambiente clínico simulado e com fotografias digitais, e o tempo gasto em ambos os procedimentos foi registado. Nas fotografias digitais, foi utilizada uma disposição alternativa das palhetas de cor. Além disso, foi utilizado um programa de software gráfico para a análise da cor. Os valores de matiz, croma e luminosidade do separador de teste e de todos os separadores do segundo guia foram obtidos a partir das fotografias digitais. De acordo com o sistema de cores CIE L*C*h*, foram calculadas as diferenças de cor entre o separador de teste e os separadores do segundo guia. O separador da guia de cores que menos se desviou do separador de teste foi determinado como sendo o correspondente. O desempenho da correspondência de cores através de um software gráfico foi comparado com os dois métodos visuais. Os resultados mostraram que oito de doze guias de teste (67%) foram combinadas corretamente pelo método de software de computador. Este resultado foi significativamente melhor ($p < 0,02$) do que o desempenho dos métodos visuais de correspondência da cor realizados na clínica simulada (32% de correspondência correta) e com fotografias (28% de correspondência correta). Não foi observada qualquer correlação entre o consumo de tempo para os métodos visuais de correção da cor e a frequência da correção.

Jasinevicius TR et al. (2009)[39] avaliaram as capacidades dos técnicos de laboratório dentário para fazer a correspondência de cores utilizando um dispositivo de correção de luz em condições laboratoriais convencionais. As variáveis medidas foram os anos de experiência, o género e a fonte de luz. Um questionário de correspondência de cor com 14 itens foi testado no terreno e considerado adequado. A informação incluía a idade, o género, o número de anos de experiência e a Avaliação do daltonismo de Ishihara. Quarenta e dois técnicos de prótese dentária de cinco laboratórios do nordeste do Ohio foram convidados a participar. O teste de correspondência de cores foi administrado duas vezes: sob as condições de iluminação dos laboratórios individuais e com uma fonte de correção de luz. Para cada item, os técnicos deviam selecionar o separador de tonalidade Vita correspondente de entre cinco separadores de tonalidade pré-selecionados. As pontuações do questionário de correspondência de cores eram iguais ao número de correspondências corretas. Participaram 20 técnicos do sexo masculino e 20 do sexo feminino. Nenhum era deficiente de cor. As pontuações do teste de correspondência de cores foram significativamente mais elevadas com o dispositivo de correção de luz do que com a iluminação do laboratório: 12,0 ± 1,9 e 10,0 ± 2,0, respetivamente. Não se verificaram correlações significativas entre os anos de experiência e as pontuações do questionário de correspondência de sombras, nem diferenças entre as pontuações por género. Em geral, as cores Vita C foram as menos susceptíveis de serem combinadas.

Haddad HJ et al. (2009)[40] avaliaram a influência do género e do nível de experiência na qualidade da correspondência de sombras. Foi realizado um estudo simultâneo em 15 universidades localizadas em 9 países (Áustria, República Checa, França, Alemanha, Hungria, Líbano, Eslovénia, Espanha e Estados Unidos da América). Um total de 614 participantes normovisuais completou todas as fases da experiência. Entre eles, havia 305 do sexo feminino e 309 do sexo masculino, 319 estudantes de medicina dentária e 295 profissionais de medicina dentária. Foi dada uma palestra sobre a correspondência de cores em medicina dentária a todos os participantes. O treino inicial foi efectuado utilizando o software Toothguide Trainer, enquanto a Toothguide Training Box foi utilizada tanto para o treino como para o teste dos resultados de correspondência de cores dos participantes. A tarefa de teste consistia em fazer corresponder sucessivamente 15 guias de cor com a guia de cor correspondente. A pontuação da correspondência de cores de cada participante foi calculada como a soma das diferenças de cor entre as guias de cores alvo e as guias selecionadas. As pontuações mais baixas correspondiam a melhores resultados de correspondência de sombras e vice-versa. Os resultados revelaram que as mulheres obtiveram uma correspondência de cores significativamente melhor do que os homens, indicando que o género desempenha um papel importante na correspondência de cores. O nível de experiência não foi considerado um fator significativo na correspondência de cores.

Paravina RD. (2009)[41] avaliaram a influência de diferentes guias de cor e respectivos métodos de correspondência de cor nos resultados da correspondência de cor e analisaram a satisfação do utilizador com estes produtos e métodos. Oitenta e oito estudantes de pré-doutoramento em medicina dentária completaram o estudo. A cor de quatro guias de cor alvo foi combinada utilizando a Toothguide 3D-Master, Vitapan Classical e o protótipo da Linearguide 3D-Master. Foi utilizado um espetrofotómetro intra-oral para as medições de cor das pastilhas alvo e das pastilhas guia de cor. Os melhores resultados de correspondência de cor foram obtidos utilizando o Linearguide 3D-Master, seguido do Vitapan Classical e do Toothguide 3D-Master. As diferenças nos valores ΔE* para as primeiras dez correspondências entre Toothguide 3D-Master/Linearguide 3D-Master (4,5± 1,8) e Vitapan Classical (6,2± 2,2) foram estatisticamente significativas. A avaliação subjectiva revelou uma vantagem significativa do Linearguide 3DMaster em comparação com o Toothguide 3D-Master e o Vitapan Classical. Concluiu-se que a Linearguide 3D-Master permitiu melhores resultados de correspondência de cor em comparação com a Toothguide 3D-Master. Ambas as guias de cor 3D-Master apresentaram valores de diferença de cor (ΔE*) significativamente mais pequenos para as primeiras dez correspondências em comparação com o Vitapan Classical. O Linearguide 3D-Master foi superior numa avaliação subjectiva em comparação com o Toothguide 3D-Master e o Vitapan Classical.

Ueda T et al. (2010)[42] investigaram as diferenças entre a cor dos dentes naturais e a cor selecionada para os dentes artificiais em próteses parciais, com o objetivo de estabelecer critérios para obter uma maior harmonização entre as cores. Os participantes no estudo eram utilizadores de próteses parciais em que tanto os dentes artificiais como os dentes naturais estavam presentes na área do dente anterior do maxilar. A cor dos dentes naturais foi medida de acordo com o número do guia de cores clássico VITA, utilizando um aparelho de medição de cores dentárias. A cor dos dentes artificiais em próteses parciais foi investigada com base nos registos médicos. Foi investigada a cor dos dentes naturais de vinte e oito participantes e dos dentes artificiais de trezentos e quarenta e cinco participantes. As diferenças na distribuição da cor entre o dente natural e o artificial foram analisadas através do teste exato de Fisher. A cor mais frequente do dente natural foi a do tipo C, com 39%, seguida da cor D, com 32%, da cor A, com 22%, e da cor B, com 7%. Em relação à cor do dente artificial, o tipo A foi o mais comum (97%). A distribuição da cor dos dentes naturais diferiu significativamente da cor dos dentes artificiais nas próteses parciais. Estes resultados sugerem que a cor dos dentes artificiais não se harmoniza com a cor dos dentes naturais dos utilizadores de próteses parciais.

Paravina RD et al. (2010)[43] realizaram um estudo para determinar a situação atual do ensino da cor no ensino da medicina dentária, tanto a nível de pré-doutoramento (Pré-D) como de pós-doutoramento (Pós-D). Foi criado um inquérito transversal com base na Web, contendo vinte e sete respostas de escolha múltipla, melhor múltipla e melhor única. Foi aplicado um inquérito aos docentes de medicina dentária envolvidos no ensino da cor a estudantes de medicina dentária pré-doutorados ou pós-doutorados de todo o mundo. Foi recebido um total de 130 respostas. Um curso sobre "cor" ou "cor na medicina dentária" foi incluído no currículo dentário de 80% dos programas Pré-D e 82% dos programas Pós-D. O número de horas dedicadas a tópicos relacionados à cor foi de 4,0 ± 2,4 para o Pré-D e 5,5 ± 2,9 para o Pós-D, respetivamente. Foram frequentemente leccionados temas associados à cor dos dentes, ao método de matização, ao branqueamento dentário e ao ensino de outros parâmetros de aparência que não a cor. Concluiu-se que foram registadas diferenças significativas entre o número de horas dedicadas ao ensino da cor ao nível do pré-doutoramento e do pós-doutoramento. O mesmo se verificou nos cursos de prótese dentária e de restauração, no ensino de imagens pós-negativas; índice de restituição de cor, guia de cor Bleachedguide 3D-Master, câmara digital e seleção de lentes, resinas compostas e materiais protéticos maxilofaciais. Exceptuando os cursos de restauração e as resinas compostas, foram registados resultados significativamente mais elevados nos programas Pós-D. Vitapan Classical e 3D-Master foram as guias de cor mais frequentemente ensinadas.

Jaju RA et al (2010)[44] avaliaram a capacidade de combinação de cores dos estudantes de medicina dentária à medida que progrediam na sua formação. Sessenta e cinco estudantes, representando quatro níveis de experiência por ano de inscrição na faculdade de medicina dentária, participaram neste estudo. Foram apresentadas duas tarefas a cada estudante. Primeiro, cada aluno recebeu um guia de cores Vitapan Classical e três separadores de cores alvo de diferentes grupos de tonalidades: amostra A (A1), amostra B (B4) e amostra C (D4). A tarefa dos alunos consistia em fazer corresponder corretamente o separador de cor da amostra com o seu equivalente no guia de cores. Em segundo lugar, foi pedido aos participantes que encontrassem uma correspondência de cor Vita Shade para um incisivo central natural de três pacientes (A, B, C). A tarefa de correspondência da cor do dente natural foi concebida para ter casos simples, moderados e complexos para corresponder. A frequência de respostas corretas foi comparada entre amostras dos quatro níveis de capacidade de correspondência de tabulação fundamental e experiência clínica. Em média, 51% dos alunos foram capazes de fazer corresponder a tabulação da cor correta na tarefa de correspondência num ambiente de bancada. Para a tarefa de correspondência da cor do dente natural, 49,2% dos alunos selecionaram as pastilhas de cor clinicamente aceitáveis. Este estudo revela que, para casos complexos, a educação e o conhecimento da ciência da cor, combinados com a experiência clínica, melhoram a capacidade dos alunos para a correspondência de cores num ambiente clínico.

Çapa N et al. (2010)[45] realizaram um estudo para avaliar a influência da experiência, idade, sexo, cor dos olhos e utilização de óculos ou lentes de contacto dos dentistas e não dentistas na capacidade de correspondência da cor dos dentes. Foram incluídos no estudo 120 participantes (periodontistas, cirurgiões orais e maxilofaciais, ortodontistas, endodontistas, odontopediatras, protésicos, dentistas restauradores, dentistas generalistas em clínica privada, técnicos de prótese dentária, assistentes dentários, estudantes de assistente dentário e leigos). Os autores distribuíram os participantes por um de três grupos: o grupo 1 era composto por prostodontistas, dentistas de restauração e técnicos de prótese dentária; o grupo 2 era composto por outros especialistas em prótese dentária e dentistas generalistas; e o grupo 3 incluía assistentes dentários, estudantes de assistente dentário e leigos. Os autores pediram aos participantes que fizessem corresponder as cores de três incisivos centrais superiores direitos artificiais (dentes acrílicos Vitapan [cores 2L1.5, 1 M2, 2R1.5], Vita Zahnfabrik, Bad Sackingen, Alemanha) utilizando um sistema de guia de cores (Vita

Toothguide 3D-Master, Vita Zahnfabrik). Os resultados indicaram que os profissionais de cuidados dentários que efectuavam rotineiramente procedimentos de restauração combinavam melhor as cores do que os participantes de outros grupos. A experiência profissional foi associada positivamente ao resultado, enquanto o sexo, a cor dos olhos e a utilização de óculos ou lentes de contacto não tiveram qualquer efeito nos resultados da correspondência de cores.

Corcodel N et al. (2010)[46] avaliaram os efeitos metaméricos entre as cores dos dentes naturais e as escalas de cor de um guia de cores. As cores de 49 dentes de 37 participantes e das correspondentes escalas de cor do 3D-Master foram medidas com um espetrofotómetro intra-oral (VITA Easyshade). Os dados de reflectância espetral foram registados. Os valores L*a*b* da Comissão Internacional de Clarificação (CIE) foram calculados para D65 (luz do dia de referência), A (luz incandescente) e TL84 (luz de loja/escritório) como iluminantes de referência. Foi calculado um índice de metamerismo modificado (Mod-M) e rácios de ângulo de tonalidade para exprimir as diferenças entre a cor dos dentes e das lamelas relativamente à diferença observada sob iluminação D65. O Mod-M para os dentes e as lamelas foi superior a um (indicando uma maior diferença de cor em relação a D65) em 57,1% para A e em 49,3% para TL84. Os rácios de ângulo de tonalidade dos dentes e das patilhas utilizando os iluminantes de teste foram diferentes dos obtidos utilizando o iluminante padrão D65. Concluiu-se que, se a comparação entre dentes e tabulações de cor for efectuada utilizando a luz do dia, a diferença de cor pode não ser a mesma noutras condições de iluminação, levando a diferenças de cor perceptíveis, ou mesmo inaceitáveis, nessas condições.

Poljak-Guberina R et al. (2011)[47] compararam os resultados de testes de discriminação de cores não dentários e dentários, avaliaram a influência da profissão, do género e da idade de dentistas e técnicos de laboratório normais em termos de cor nos resultados da discriminação de cores e avaliaram os resultados de leigos com deficiência de cor. Um total de trinta e seis profissionais dentários normocorados foram divididos em dois grupos: dentistas e técnicos de laboratório. Além disso, um grupo de quinze homens com deficiência de cor também se voluntariou. A discriminação de cores foi examinada utilizando o Teste de Matiz Farnsworth-Munsell 100 e foram calculadas as pontuações totais de erro. Os participantes realizaram um teste de discriminação de cores relacionado com a medicina dentária, fazendo corresponder vinte e seis pares de guias de cor. Foram calculadas as pontuações dos guias de cor. Os resultados mostraram que as pontuações totais de erro e as pontuações do guia de cores estavam correlacionadas para observadores normais de cor. Não foram registadas diferenças estatisticamente significativas nas pontuações totais de erro e nas pontuações do guia de cores por profissão, sexo e idade. Com base nas pontuações totais de erro, 33% dos leigos com daltonismo tinham uma discriminação média, enquanto 67% tinham uma discriminação baixa. Dentro das limitações deste estudo, concluiu-se que os resultados dos testes de discriminação da cor não dentária e dentária estavam correlacionados e que a profissão, o género e a idade não influenciaram a discriminação da cor dos participantes normovisuais.

Sharma V et al. (2010)[48] determinaram a possível relação entre a cor da pele e a cor dos dentes numa população de Udaipur, Rajasthan. Um total de 240 indivíduos com idade superior a 19 anos participou no estudo. Foi utilizado um guia de cor clássico Vitapan para examinar o incisivo central maxilar direito ou esquerdo à luz natural do dia. As tonalidades dos dentes foram divididas em 4 categorias de acordo com o valor e os tons de pele foram divididos em 3 categorias (clara, média e escura) utilizando como guia as tonalidades de maquilhagem Revlon. A modelação categórica com análise do qui-quadrado foi utilizada para analisar os dados. Os resultados indicaram que foram encontradas diferenças significativas na cor dos dentes entre os indivíduos com cores de pele. As pessoas com tons de pele médios a escuros eram mais propensas a ter dentes com valores mais altos (mais claros), enquanto os indivíduos com tons de pele mais claros tendiam a ter dentes com valores mais baixos (mais escuros). Concluiu-se que o valor da cor dos dentes e a cor da pele estão inversamente relacionados.

Lasserre JF et al. (2011)[49] avaliou o novo conceito Sopro Shade de correspondência de cores da câmara intra-oral Sopro 7171 (método de avaliação visual assistida), comparando-o com o guia de cores Vita 3D Master sob a lâmpada True Shade e o método espetrofotométrico Vita Easyshade. A cor de base do incisivo central superior direito e do canino de 38 participantes foi determinada por três examinadores (dois clínicos experientes e um engenheiro da câmara intra-oral Sopro) e depois repetida no dia seguinte utilizando os três métodos de avaliação (uma avaliação visual utilizando um dispositivo de iluminação diurna, uma avaliação visual assistida utilizando a câmara intra-oral Sopro 717 e uma avaliação espectrofotométrica utilizando o espetrofotómetro Vita Easyshade). Os resultados indicaram que, independentemente do dente examinado, ocorreu uma concordância intra-examinador significativa entre os métodos visual e visual assistido. A fiabilidade interexaminadores foi mais elevada para caninos do que para incisivos centrais, para os três métodos. Concluiu-se que o conceito Sopro Shade da câmara intra-oral Sopro 717 é uma ajuda fiável para a avaliação visual da cor em comparação com os métodos visuais convencionais. A reprodutibilidade e a fiabilidade de todos os métodos e as medições dos examinadores para os caninos foram geralmente mais elevadas do que para os incisivos centrais.

AlSaleh S et al. (2012)[50] avaliaram a capacidade dos estudantes de medicina dentária para igualar a cor dos seus próprios dentes. Cinquenta estudantes de medicina dentária, do sexo feminino, que não tinham recebido qualquer formação dentária formal em ciência da cor ou procedimentos de correspondência de cores, foram avaliadas quanto a deficiências de cor e selecionadas para participar no estudo. Cada sujeito e três clínicos selecionaram independentemente a correspondência mais próxima para os incisivos centrais superiores sonoros direitos ou esquerdos dos sujeitos, sob condições de visualização controladas, utilizando o guia de cores clássico VITA. Cada incisivo central examinado e as dezasseis amostras do guia de cores VITA classical foram medidos com o espetrofotómetro VITA Easy Shade para determinar os parâmetros de cor CIELAB. Foram calculadas as diferenças de cor (ΔE) entre cada dente examinado e as dezasseis amostras da escala de cores. Os valores mínimos de ΔE foram comparados com os valores de ΔE da cor obtidos pelo espetrofotómetro VITA Easy Shade, sujeitos e clínicos. Os resultados mostraram uma diferença significativa na precisão da seleção da tonalidade entre os meios instrumental e visual. O valor ΔE da sombra selecionada pelos clínicos foi significativamente mais baixo do que os valores selecionados pelos sujeitos. Concluiu-se que a análise espectrofotométrica da cor era mais exacta em comparação com a avaliação humana da cor.

Yuan K et al. (2012)[51] avaliaram a exatidão e a fiabilidade de três instrumentos de correspondência de cor assistidos por computador (Shadepilot, VITA Easyshade e ShadeEye NCC) utilizando modelos in vitro e in vivo. O modelo in vitro incluiu a medição de cinco guias de cor VITA Classical. O modelo in vivo utilizou três instrumentos para medir a região central da superfície labial dos incisivos centrais superiores direitos de 85 pessoas. A precisão e a fiabilidade dos três instrumentos nestes dois modelos de avaliação foram calculadas. Os resultados mostraram que foram observadas diferenças significativas na precisão dos instrumentos, tanto in vitro quanto in vivo. Não foram encontradas diferenças significativas na fiabilidade dos instrumentos entre e dentro dos grupos in vitro e in vivo. O VITA Easyshade foi significativamente diferente na exatidão entre os modelos in vitro e in vivo, enquanto que não foi encontrada qualquer diferença significativa para os outros dois instrumentos. O Shadepilot foi o único instrumento testado no presente estudo que mostrou uma elevada precisão e fiabilidade tanto in vitro como in vivo. Foram observadas diferenças significativas nos valores de L*a*b* dos 85 dentes naturais medidos com os três instrumentos na avaliação in vivo. Concluiu-se que, como foram registados diferentes valores L*a*b* e resultados de correspondência de cor para o mesmo dente, recomenda-se a combinação dos instrumentos de correspondência de cor avaliados e a confirmação visual da cor para utilização clínica.

Tam WK et al. (2012)[52] realizaram um estudo sobre a correspondência de sombras utilizando câmaras digitais através da comparação dos padrões de cor nas superfícies das guias de cores. Foram utilizadas a guia de cor Vita 3D-MASTER e a câmara digital Canon EOS 1100D. As imagens das palhetas de cor foram comparadas em duas estratégias de referência. A cor da superfície do dente foi apresentada através de um conteúdo recortado manualmente da imagem. O conteúdo foi dividido em blocos de 10 x 2 para codificar a distribuição da cor. Foram avaliadas caraterísticas de cor de espaços de cor comummente utilizados. As n melhores correspondências foram selecionadas quando foram atingidas as n menores distâncias de cor entre os separadores de cor. Os resultados mostraram que, com a utilização de caraterísticas Sa*b*, a precisão máxima foi de 0,87, em que a caraterística S é definida no espaço de cor HSV e as caraterísticas a* e b* são definidas no espaço de cor L*a*b*. Esta taxa foi superior à de relatórios anteriores que utilizaram instrumentos de tipo contacto. A precisão das três principais correspondências foi de 0,94. Concluiu-se que Sa*b* eram caraterísticas adequadas para a correspondência de cores utilizando câmaras digitais. Tanto a cor como a textura da superfície do dente podem ser apresentadas pelo descritor baseado no conteúdo proposto.

Olms C et al. (2013)[53] realizaram um estudo multicêntrico aleatório sobre o efeito do treino na correspondência da cor dos dentes. Estudantes de quatro escolas de odontologia (N = 78) foram incluídos neste estudo. Os participantes foram randomizados num grupo de estudo, 42 estudantes e um grupo de controlo de 36 estudantes. O grupo de estudo começou com um teste de introdução duplamente cego, seguido do treino do Toothguide Trainer (TT) e da Toothguide Training Box (TTB), terminando com o teste final. O grupo de controlo apenas passou a introdução e - após um intervalo - o teste final. Oito amostras escolhidas aleatoriamente, sete da escala de cores Vita clássica e uma da escala de cores 3D-Master, foram marcadas com códigos de barras. A correspondência de cores foi organizada pela escala clássica Vita. Os resultados dos testes prévios e finais de ambos os grupos foram combinados. Para cada amostra, foi determinado o valor ΔE. A soma de todas as oito amostras dos testes introdutórios e finais forneceu um valor ΔE resumido. As diferenças entre

Os testes de introdução e final revelaram o sucesso da aprendizagem individual. 47,6% do grupo de estudo apresentou melhores resultados estatisticamente significativos do que o grupo de controlo, 33%. Concluiu-se que o TT e o TTB demonstram um efeito positivo do treino na correspondência das cores dos dentes, independentemente da escala de cores utilizada.

Corcodel N et al. (2012)[54] avaliou duas abordagens diferentes para a aprendizagem da correspondência de cores em medicina dentária. Setenta e um estudantes pré-clínicos foram divididos em dois grupos. Um grupo (TTB) formou equipas de dois elementos e combinou três dentes pré-determinados entre si, utilizando o guia de cores 3D-Master. Depois disso, a combinação de cores foi aprendida usando um dispositivo padronizado (Tooth Guide Training Box, TTB), combinando guias de cores num ambiente artificial. O outro grupo (GL) fez a correspondência da cor dos dentes num ambiente clínico pré-definido, em grupos de quatro alunos. Depois disso, os mesmos dentes foram combinados como antes do treinamento, novamente em grupos de dois, semelhante ao grupo TTB. A cor de referência dos dentes foi determinada por dois clínicos experientes em prótese dentária. Os valores de L*a*b* para as pastilhas foram fornecidos pelo fabricante e a diferença de cor (ΔE_{ab}) entre a pastilha escolhida e a referência foi calculada. Os resultados mostraram que, no grupo TTB, a diferença entre os valores de ΔE_{ab} antes e depois do treino foi de 0,03, o que não foi significativo. No grupo GL, o ΔE_{ab} foi 0,98 menor após o treinamento, o que foi significativo. Concluiu-se que a capacidade de corresponder a cor dos dentes pode ser melhorada através da utilização de uma abordagem de aprendizagem em grupo num ambiente clínico e a implementação de uma sessão de formação deste tipo deve ser considerada no ensino dentário de graduação e pós-graduação.

Nakhaei M et al. (2013)[55] avaliaram a capacidade dos estudantes de medicina dentária para fazer corresponder sombras em três condições de luz diferentes. Sessenta estudantes seniores de medicina dentária participaram no estudo. Todos os estudantes foram testados quanto à deficiência de cor usando os testes de Ishahara. Foram selecionadas aleatoriamente nove pastilhas de cor Vita clássicas e os seus códigos de identificação foram ocultados. Foi pedido aos estudantes que fizessem corresponder estes 9 itens selecionados utilizando um guia de cores Vita completo em três condições de luz diferentes (luz natural, luz clínica e fonte de luz de correção). As guias de cores escolhidas foram registadas e as correspondências corretas foram contadas. As pontuações foram calculadas somando o número de correspondências corretas. Os resultados mostraram que os valores médios das pontuações das correspondências corretas com luz natural, luz clínica e fonte de luz corretora foram 4,82, 4,75 e

6,82, respetivamente. Não houve diferença significativa nas pontuações das correspondências corretas entre homens e mulheres, nem entre as várias tonalidades de vita A, B, C e D. Concluiu-se que os alunos apresentaram um melhor desempenho na correspondência de cores sob a fonte de luz corretora do que sob a luz natural e a luz clínica. O género não teve qualquer efeito na seleção da correspondência de cores e não houve diferença na capacidade de correspondência de cores entre as cores vita A, B, C e D.

Bahannan SA. (2014)[56] comparou a qualidade da correspondência de cores entre a seleção de cores visual e assistida por máquina entre estudantes de medicina dentária e avaliou o efeito da experiência e do género. Um total de 204 estudantes de graduação e estagiários participaram. Foram informados sobre a correspondência de cores utilizando um método visual com um sistema Vita-3D Master e um espetrofotómetro. Foram excluídos os participantes com défice de visão cromática. Seis dentes anteriores maxilares de um molde de pedra azul maxilar foram substituídos por seis dentes artificiais maxilares. Os participantes selecionaram a melhor combinação de cores utilizando cada método. Durante o teste, foi utilizado um iluminador de luz do dia com o sistema de visualização de cores GTI mini-matcher. Os resultados mostraram que, entre os participantes, 36,3% selecionaram visualmente a cor correta e 80,4% fizeram-no utilizando a máquina Easy Shade Compact. A experiência e o género não afectaram a seleção visual da tonalidade; além disso, com o dispositivo Easy Shade Compact, os homens e as mulheres dominaram igualmente a sua utilização e a experiência não influenciou os resultados. Isto significa que o dispositivo de seleção de cores foi significativamente melhor do que o método visual convencional.

Haralur BS. (2015)[57] avaliou o efeito da idade na cor dos dentes, na cor da pele e na inter-relação entre a cor da pele e dos dentes na subpopulação da Arábia Saudita. Um total de 225 indivíduos étnicos da Arábia Saudita foi dividido em três grupos de 75 cada, de acordo com a idade dos participantes. A cor dos dentes foi identificada por espetrofotómetro nos parâmetros do Laboratório CIE. A cor da pele foi registada com fotografia da superfície da pele. Os dados foram analisados estatisticamente com ANOVA de uma via e testes de correlação com o software SPSS 18. Os resultados mostraram que o Grupo I tinha o valor "L" mais elevado de 80,26, enquanto o Grupo III registava o valor mais baixo de 76,66. O Grupo III registou o valor mais elevado de amarelo "b", 22,72, enquanto o Grupo I registou 19,19. O valor "L" da pele foi mais elevado na população jovem; a população idosa registou o valor vermelho "a" mais elevado em comparação com os indivíduos mais jovens.

O parâmetro de cor dos dentes 'L' teve uma forte correlação linear positiva com a cor da pele em indivíduos jovens e adultos, enquanto os dentes do Grupo III mostraram uma forte correlação positiva com o parâmetro 'b' na região malar. Concluiu-se que os indivíduos mais velhos tinham dentes mais escuros e amarelos em comparação com os indivíduos mais jovens. O avermelhamento da pele foi observado como uma alteração da cor da pele relacionada com a idade. A idade teve uma forte influência na correlação entre a cor dos dentes e a cor da pele.

Igiel C et al. (2016)[58] compararam a taxa de concordância (%) e a diferença de cor (ΔE*ab) de três dispositivos de medição da cor dentária, com a identificação visual da cor. Cinquenta e seis indivíduos participaram do estudo e 336 dentes anteriores foram medidos. A região de interesse foi o terço médio dos incisivos centrais e laterais superiores e os caninos. A cor dos dentes foi determinada por dois operadores, que foram aconselhados a selecionar um separador de cor VITA classic de acordo um com o outro. Foram utilizados três aparelhos de medição da cor dentária, dois aparelhos espectrofotométricos [Shadepilot (SP), CrystalEye (CE)] e um aparelho colorimétrico [ShadeVision (SV)]. Foram efectuadas análises estatísticas, incluindo a taxa de concordância (%), a diferença de cor (ΔE*ab), o teste de McNemar (p=0,05), o teste t de Student (p=0,05) e os gráficos de dispersão de Bland Altman. Os resultados mostraram que o Shadepilot teve uma concordância de 56,3% com a determinação visual da sombra, o CrystalEye 49,0% e o ShadeVision 51,3%. O ΔE*ab dos separadores de cor selecionados visualmente e instrumentalmente e os dentes naturais estavam frequentemente acima do limiar de aceitabilidade. Comparando os dois métodos, para o Shadepilot os valores de ΔE*ab diferiram numa gama de aceitabilidade clínica. Concluiu-se que a taxa de concordância difere significativamente entre os dispositivos de medição de cor e o tipo de dentes avaliados; o incisivo central teve a maior taxa de concordância e as diferenças de cor (ΔE) das pastilhas de cor selecionadas visualmente e instrumentalmente diferiram de uma forma clinicamente aceitável do CIE L*a*b* medido para o sistema de guia de cor VITA classic e para a determinação da cor utilizando o Shadepilot.

Miyajiwala JS et al. (2017)[59] compararam três métodos diferentes utilizados para a seleção da cor. A cor do incisivo central superior direito de cinquenta participantes foi determinada utilizando os três procedimentos de seleção de cor, nomeadamente o método visual, espetrofotométrico e de fotografia digital. O espetrofotómetro indicou os valores L*, a* e b* juntamente com a cor real, enquanto o método de fotografia digital indicou apenas os valores L*, a* e b*. A concordância entre as leituras obtidas pelos três métodos diferentes foi comparada e submetida a uma análise estatística adequada. Os resultados mostraram que, quando os três métodos foram comparados, houve uma proporção estatisticamente significativa de concordância entre o método espetrofotométrico e o método visual com uma proporção mais elevada de "sim" (concordância) e entre o método espetrofotométrico e o método de fotografia digital com uma proporção mais elevada de "sim" (concordância). O coeficiente de concordância (utilizando o coeficiente Kappa) entre as tonalidades espectrofotométrica e visual revelou uma concordância razoável. Além disso, a percentagem de concordância entre as tonalidades obtidas pelo método visual e espetrofotométrico revelou uma concordância máxima com a tonalidade A1. Concluiu-se que o método da fotografia digital emergiu como um método fiável para a seleção da cor numa configuração clínica.

Lehmann KL et al. (2017)[60] compararam o desempenho da correspondência visual da sombra e das medições espectrofotométricas. Um total de 100 observadores realizou 1600 combinações de cores visuais e 1600 combinações de cores electrónicas. Fizeram corresponder pares de separadores de cores correspondentes de dois guias de cores VITA classical. Os identificadores dos separadores de uma escala de cores foram mascarados. A ausência de diferenças de cor visíveis entre as guias correspondentes foi confirmada através de um espetrofotómetro intra-oral. Foram calculadas as médias e os desvios-padrão. Foi efectuada uma análise de variância (ANOVA) com uma correção de Bonferroni para detetar a significância das diferenças entre os grupos. Os resultados mostraram que um total de 72,5% dos pares de separadores (ou 11,6 separadores) foram combinados utilizando o método visual, e 98,9% foram combinados utilizando o espetrofotómetro. Os observadores do sexo feminino apresentaram resultados significativamente melhores do que os observadores do sexo masculino. Ambos os géneros apresentaram as pontuações visuais mais elevadas no grupo B, seguidos dos grupos C, A e D. Concluiu-se que os sistemas instrumentais de correspondência de cores têm o potencial de melhorar a correspondência de cores em medicina dentária. O espetrofotómetro apresentou uma percentagem significativamente mais elevada de correspondências corretas dos separadores de cor correspondentes, em comparação com a correspondência visual de cor convencional.

Rao D e Joshi S (2018)[61] avaliaram o espaço de cor natural dos dentes da população indiana e compararam-no com os sistemas de cor do fabricante. Os incisivos centrais maxilares dos indivíduos e as guias de cor do Vita Lumin vaccum (VL), Vitapan 3D master (V3D) e Shofu's Vintage Halo (SVH) foram fotografados digitalmente em condições padronizadas. Os valores L*a*b* da parte média do dente e a guia de cor foram obtidos com o software Adobe Photoshop 7.0. Foi feita uma avaliação comparativa entre os dentes naturais e as guias de cor, e as diferenças de cor foram registadas e analisadas utilizando o software windowstat v8.6. Os resultados mostraram que os valores L*a*b* da população indiana apresentavam uma gama mais alargada do que as guias de cor. O Δ E* médio para o guia de cores VL foi de 7,22, 7,99 para o SVH e 8,39 para o V3D. O espaço de cor da população indiana apresentou um cone alongado com uma base irregular. As parcelas de todas as três guias de cores eram mais estreitas e mais curtas e deficientes na região azul-verde em comparação com a população. As tonalidades mais frequentes foram 4M1 e 2M2 para V3D e B2, seguidas de A2 para VL e SVH. Concluíram que a diferença média de cor entre a população indiana e os três guias de cores estava acima dos limiares de aceitabilidade. Os guias de cores eram deficientes em sua cobertura e, portanto, podem ser considerados inconsistentes.

Liberato et al. (2019)[62] compararam a fiabilidade de diferentes métodos visuais e instrumentais para a correspondência de cores dentárias. A amostra do estudo incluiu vinte e oito voluntários com um incisivo central superior direito sadio. A correspondência visual da cor foi realizada por três clínicos experientes usando dois guias de cor diferentes (VITA Classical e VITA Toothguide 3D-MASTER) com e sem o auxílio de um dispositivo de correção de luz. Além disso, foram utilizados um scanner intra-oral e um espetrofotómetro para a correspondência da cor. Os métodos instrumentais foram repetidos três vezes para determinar a repetibilidade. O teste estatístico kappa de Fleiss foi utilizado para avaliar a fiabilidade de cada método. Os resultados mostraram que os métodos instrumentais eram mais exactos do que os métodos visuais. O melhor desempenho foi registado para o scanner intra-oral configurado para a escala 3D-MASTER e para o espetrofotómetro configurado para a escala VITA Classical. O melhor método visual de correspondência de cores foi a escala VITA Classical associada ao dispositivo de correção de luz. A escala clássica sem o dispositivo de correção da luz apresentou a pior fiabilidade. Os autores concluíram que os métodos instrumentais para a correspondência de cores são mais fiáveis do que os métodos visuais testados, que o guia de cores VITA 3DMASTER tem uma melhor concordância interavaliadores do que o guia de cores VITA Classical e que a utilização de um dispositivo de correção da luz associado aos guias de cores visuais proporciona alguma melhoria na concordância interavaliadores.

Bratner et al (2020)[63] investigaram a adequação de duas escalas de cor diferentes para determinar a cor de modelos não correspondentes. Os voluntários (N = 76) selecionaram a cor de um modelo não correspondente com duas guias de cor (VITA Classical shade guide (VC) e VITA Linearguide 3D-Master (V3D LG), ambas da Vita Zahnfabrik). O fundo cinzento neutro foi iluminado lateralmente com uma lâmpada de diferenciação de cores (Dialite, Eickhorst GmbH). Para determinar a exatidão dos voluntários, foi utilizada a área do triângulo que resulta das coordenadas de cor de um modelo ($L\ a\ b_{TTT}$) e das coordenadas de cor das duas decisões ($L\ a\ b_{111}$ e $L\ a\ b_{222}$). Foi utilizado software estatístico para avaliar as diferenças em ΔE_{00} com α = .01. Os resultados mostraram que foi detectado um desvio na mediana do ΔE_{00} de 7,6 (V3D LG, primeira escolha) para 6,6 (VC, segunda escolha), enquanto o teste U não mostrou diferenças significativas na mediana para ambas as escalas de cores. Mas a área do triângulo gerada por ambas as decisões de cor e cor do dente com V3D LG foi significativamente menor (14,2) do que VC (19,2) ($P \leq .001$). Ao comparar ambos os resultados, não foi detectada qualquer diferença significativa na seleção de cor do sujeito e nas guias de cor. A nova estratégia de avaliação utilizando o tamanho das áreas do triângulo prova a superioridade do V3D LG devido a uma melhor distribuição das cores dos dentes no espaço de cor.

Czigola et al (2021)[64] avaliaram o scanner intra-oral Trios3 (3Shape, Dinamarca) como medição da cor dos dentes e a sua relação com a determinação visual e espectrofotométrica da cor. Dez estudantes de medicina dentária da Universidade de Semmelweis determinaram a cor dos dentes de 10 voluntários utilizando as guias Vita A1-D4 (VC) e Vita Linearguide 3D-Master (LG), o espetrofotómetro Vita Easyshade (ES) e o scanner intra-oral Trios 3 (TR). O primeiro e o último paciente foram sempre os mesmos (Paciente R). A repetibilidade intrapessoal foi calculada. Quatro tonalidades selecionadas de cada dente foram apresentadas ao aluno, ao supervisor e ao paciente para selecionar a melhor correspondência. Foram calculadas as percentagens de seleção. A melhor combinação do supervisor foi a referência (ΔE_{00}). Os resultados mostraram que a mediana do ΔE_{00} do Paciente R: TR 1,09; VC 1,5; ES 2,35; LG 3,1. As percentagens de melhor correspondência: VC 16,7%.; TR 21,64%; ES 26,58%; LG 34,08%. Mediana ΔE00 das melhores correspondências dos estudantes e do supervisor: LG 2,73; ES 4,29; TR 4,29; VC 16,35. TR foi a mais repetível. O maior número de "separadores de cores mais adequados" foi selecionado utilizando LG. A tabela de cores VC foi a menos consistente com os dentes examinados. Concluiu-se que a TR pode ser utilizada para a seleção da cor com um sistema de cor 3D-Master com verificação visual. A determinação da cor dos dentes com o scanner intra-oral TR foi a mais repetível. O scanner intra-oral TR pode ser utilizado como um método alternativo de seleção de cor com um sistema de cor 3D-Master, mas recomenda-se a verificação da medição com métodos visuais.

Abu-hossin et al (2023)[65] compararam a seleção visual da cor utilizando métodos digitais e avaliaram a repetibilidade dos scanners intra-orais utilizados. Em 31 pacientes, a cor dos dentes foi determinada nos dentes 11, 13 e 16. A seleção da cor foi realizada visualmente por um dentista e digitalmente utilizando o Trios 3 e o Cerec Omnicam. Foram efectuadas três medições para determinar a repetibilidade dos scanners intra-orais. O teste de valor κ de Fleiss foi utilizado para avaliação estatística da repetibilidade e o teste de valor κ de Cohen foi utilizado para comparação de métodos. O resultado deste estudo indicou que o método visual mostrou apenas uma ligeira concordância com o Trios 3 (κ de Cohen: 0,198) e o Cerec Omnicam (κ de Cohen: 0,115). Foi encontrada uma concordância moderada entre o Trios 3 e o Cerec Omnicam (κ de Cohen: 0,452). Em termos de repetibilidade, o Trios 3 obteve uma pontuação global mais elevada do que o Cerec Omnicam (κ de Fleiss: 0,612 vs. 0,474). Concluiu-se que os scanners intra-orais podem facilitar o fluxo de trabalho na prática clínica. São um bom suplemento para a determinação da cor, mas devem ser confirmados adicionalmente pelo método visual e continua a ser de grande importância melhorar a tecnologia dos scanners intra-orais e aumentar a repetibilidade, no que respeita à determinação da cor, para que os profissionais confiem mais na metodologia digital no futuro.

Cor

Billmeyer e Saltzman (1996)[68] definiram a cor como o resultado da modificação física da luz pelos corantes, tal como observada pelo olho humano e interpretada pelo cérebro.[68]

Os objectos absorvem determinados comprimentos de onda e reflectem outros para o observador. Estes comprimentos de onda são percepcionados como cor. Uma cor é descrita de três formas: pelo seu nome, pelo seu grau de pureza e pelo seu valor ou luminosidade. Embora o rosa, o carmesim e o tijolo sejam variações da cor vermelha, cada tonalidade é distinta e diferenciada pelo seu croma, saturação, intensidade e valor.

CromaZsaturação e luminância/valor são termos inter-relacionados e têm a ver com a descrição de uma cor.

Croma: 1. A pureza de uma cor, ou o seu afastamento do branco ou do cinzento 2. A intensidade de uma tonalidade distinta; saturação de uma tonalidade 3. O croma descreve a força ou a saturação da tonalidade (cor). - GPT-9 [69]

Luminância / Valor: A qualidade pela qual uma cor clara se distingue de uma cor escura, a dimensão de uma cor que denota uma relativa escuridão ou brancura (cinzento, brilho). O valor é a única dimensão da cor que pode existir isoladamente. - GPT-9 [69]

Sombra e matiz são termos que se referem a uma variação de uma tonalidade.

Sombra: 1: Um termo utilizado para descrever uma tonalidade particular, ou variação de uma tonalidade primária, tal como um tom esverdeado de amarelo 2: um termo utilizado para descrever uma mistura com preto (ou cinzento) em oposição a uma tonalidade que é uma mistura com branco. - GPT-9[69] **Tint:** Uma tonalidade produzida pela adição de branco.

TRÊS DIMENSÕES DA COR

A forma de um objeto pode ser determinada com precisão através da medição das suas três dimensões. A cor tem três dimensões que foram dadas por Albert Henri Munsell em 1905, quando ensinava composição cromática e anatomia artística. Sentiu a necessidade de descrever as cores dos seus esboços em termos definidos para os seus alunos. Este facto levou ao desenvolvimento do sistema de cores de Munsell, que é um sistema de ordem visual de cores amplamente utilizado até à data.

SISTEMA DE ORDEM DE CORES MUNSELL:

As três dimensões da cor foram definidas como *matiz, valor* e *croma.* É possível variar cada uma destas qualidades sem perturbar as outras. A capacidade de compreender cada uma destas dimensões, separando-as umas das outras, é fundamental para a compreensão da cor.[70]

AZUL:

Munsell descreveu a tonalidade como: "A qualidade pela qual distinguimos uma família de cores de outra, como o vermelho do amarelo, ou o verde do azul ou do roxo." É o nome de família que aplicamos a um grupo de cores. Existem dez famílias de matizes no sistema Munsell, e são designadas pelas seguintes letras maiúsculas: R para vermelho, YR para amarelo-vermelho, Y para amarelo, GY para verde-amarelo, G para verde, BG para azul-verde, B para azul, PB para roxo-azul, P para roxo e RP para vermelho-púrpura.

Cada uma destas dez tonalidades é subdividida em dez segmentos numerados. Por exemplo, o vermelho pode ser escrito 1R, 2R, 3R, 9R, 10R. Estes podem ser ainda mais subdivididos (por exemplo, uma determinada tonalidade pode ser 4,3 Y ou 8,1 YR). A maioria dos dentes naturais situa-se numa gama entre o amarelo e o amarelo-vermelho. [70,71,72]

CROMA:

Munsell descreveu o croma como: "É a qualidade da cor pela qual distinguimos uma cor forte de uma fraca; o grau de afastamento de uma sensação de cor em relação ao branco ou ao cinzento; a intensidade de uma tonalidade distintiva: intensidade da cor."[72] Os termos saturação e croma são utilizados indistintamente.

A escala de croma começa em zero, ou acromática, com valores numéricos crescentes que indicam cores mais fortes. Em termos de croma, a cor é definida por Munsell como fraca, moderada e forte. Um croma forte situa-se num intervalo de sete a dez. Existem normas para cromas muito fortes acima de dez [intervalo de 10 a 14].

Os diferentes cromas de uma determinada cor estão dispostos entre os de menor pureza ou intensidade, à esquerda, e os de maior pureza, à direita. Os dentes naturais encontram-se em intervalos de croma de 0,5 a 4. [70,71,72]

VALOR:

Munsell descreveu o valor como:

"É a qualidade pela qual distinguimos uma cor clara de uma cor escura".[72] Trata-se de uma distinção acromática ou incolor. A gama possível de valores utilizados para descrever a claridade ou a escuridão de uma superfície no sistema de cores Munsell vai de zero a dez.

O preto é zero e o branco é dez, com uma gama de cinzentos entre estes dois pontos da escala. O valor de uma cor é determinado pelo cinzento a que corresponde na escala. As cores com valores baixos são designadas por cores escuras e as cores com valores altos são designadas por cores claras. O valor dos dentes naturais varia entre 5,5 e 8,5.

Para comparar a correspondência de cor entre uma restauração e um dente, o valor é geralmente considerado como a mais importante das três dimensões da cor. Uma das razões é que as diferenças de valor são facilmente detectadas por indivíduos não treinados na perceção da cor, e as restaurações com valor inadequado são frequentemente descritas pelos pacientes como sendo demasiado escuras ou demasiado brancas.

Outro aspeto a considerar é que as diferenças de valor são mais facilmente detectadas numa variedade de distâncias de visualização (tanto de perto como à distância). Ao passo que as diferenças de matiz e croma se tornam mais difíceis de quantificar à medida que a distância de visualização aumenta. [70,71,72]

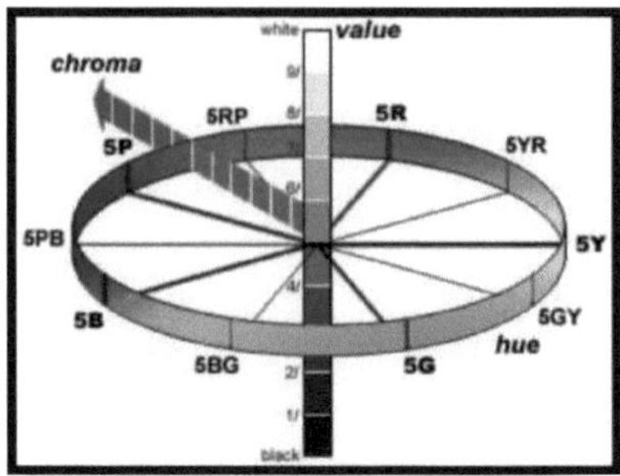

FIGURA 1: SISTEMA MUNSELL

Esta figura mostra uma roda com as tonalidades designadas à volta da periferia da roda, o eixo central e os raios que representam o aumento do croma a partir do centro da roda em direção à jante.

RELAÇÃO ENTRE AS DIMENSÕES DA COR

A designação de uma determinada cor localizada no sólido de Munsell é fornecida pela notação H V/C, em que H representa a tonalidade, V o valor e C o croma. A notação 5R 4/6 significaria que a tonalidade é vermelho médio, o nível de valor é quatro e o croma é seis.[73]

O significado das três dimensões da cor não é totalmente compreendido até que sejam relacionadas entre si tridimensionalmente, como foi feito por Munsell quando formulou o seu sistema de ordem de cores.

O sólido de cores Munsell pode ser representado da seguinte forma. Os matizes estão uniformemente espaçados em torno do eixo central da roda de cores. O centro da roda ou eixo é a parte *do valor*. Cada raio da roda representa as gradações de *croma* que ocorrem dentro de uma *tonalidade. (Figura 1)*

O sólido de cor tridimensional não está completo se não houver rodas que representem cada nível de valor empilhadas umas sobre as outras.

As rodas no topo da pilha têm um valor mais elevado do que as rodas no fundo da pilha. As rodas não têm o mesmo tamanho porque não é possível obter o mesmo grau de pureza de cor, ou croma, para todas as tonalidades. O seccionamento do sólido verticalmente permite visualizar as relações entre matiz, valor e croma e ajuda a compreender as três dimensões da cor.[70]

Cor natural dos dentes

Clark foi o primeiro a descrever com exatidão a cor dos dentes. Em 1931, relatou os seus dados de cor a partir de uma análise visual de 6000 dentes de 1000 dos seus pacientes durante um período de 8 anos. Encontrou uma gama de tonalidades de 6 YR a 9,3 Y. Esta gama pode ser localizada exatamente na roda de cores de Munsell, utilizando as dez subdivisões de cada tonalidade na roda. Encontrou uma gama de valores de 4 / a 8 / e uma gama de cromas de / 0 a / 7.[74]

A cor dos dentes é determinada pelos efeitos combinados das colorações intrínsecas e extrínsecas. A cor extrínseca está associada à absorção de materiais (por exemplo, chá, vinho tinto, clorhexidina, sais de ferro) na superfície do esmalte e, em particular, na camada de película, que acabam por provocar uma coloração extrínseca. A cor intrínseca do dente está associada a certos fenómenos físicos, como as propriedades de dispersão e absorção da luz do esmalte e da dentina.[75]

Fenómenos físicos associados à cor dos dentes

A cor de um dente é determinada por uma combinação das suas propriedades ópticas. Quando a luz incide sobre um dente, podem descrever-se quatro fenómenos associados às interações do dente com o fluxo luminoso: transmissão especular da luz através do dente, reflexão especular na superfície, reflexão difusa da luz na superfície e absorção e dispersão da luz nos tecidos dentários. Foi demonstrado que a cor dos dentes resulta da dispersão volumétrica da luz, ou seja, a luz iluminante segue trajectórias de luz altamente irregulares através do dente antes de emergir na superfície de incidência e atingir o olho do observador. Para além disso, o brilho e a fluorescência da superfície também podem modificar a cor do dente.[75]

Reflexão: Cerca de 4% da luz incidente é reflectida pela superfície exterior de um material de porcelana sem ser modificada, exceto na direção. Se o ângulo de incidência for igual ao de reflexão, o fenómeno é designado por *reflexão especular (brilho).*

Os dentes naturais exibem uma elevada reflexão especular (brilho), especialmente quando molhados; isto manifesta-se como luz branca reflectida. Se a superfície tiver rugosidade, a luz reflectida difusa é espalhada a partir do limite.

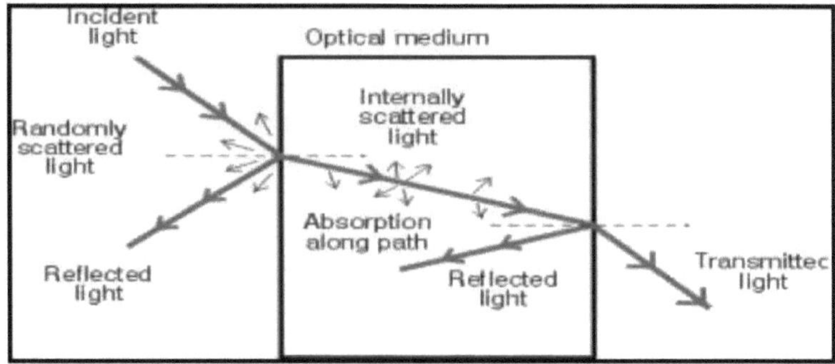

Figura 2: Transmissão e dispersão

Transmissão e dispersão: Os dentes naturais não são opacos, mas sim translúcidos, o que significa que qualquer luz que entre no corpo do dente é apenas parcialmente absorvida. A luz não absorvida dentro do corpo pode então ser transmitida para o interior do dente e sofrer dispersão antes de emergir do dente. A luz dispersa internamente que emerge do dente contribui para a luz reflectida; isto é designado por *reflectância do corpo.* Este fenómeno é responsável pela iluminação caraterística da região gengival à volta do dente (Figura 2).

A luz que entrou no corpo opaco, que é desviada antes da absorção, é chamada de luz *dispersa*. Se apenas uma parte da luz que atravessa um dente de porcelana for dispersa, a porcelana apresenta translucidez, e se a dispersão for tão intensa que não haja passagem de luz, o dente parece opaco.

Absorção: A cor do dente também depende da quantidade e do tipo de absorção presente. Se não houver absorção, o objeto parece branco. Se a luz for transmitida de forma inalterada através do material de porcelana, a restauração terá um aspeto transparente.

Refração: A mudança de direção de um feixe de luz causada pela alteração da velocidade da luz através de diferentes materiais é chamada refração. A quantidade de mudança na direção da luz depende do comprimento de onda da luz. A luz com menor comprimento de onda é a que mais se curva.[76]

EFEITO DOS FENÓMENOS FÍSICOS NA COR DOS DENTES

O efeito de cor dos dentes naturais resulta da estratificação e composição das substâncias naturais dos dentes. A dentina é constituída por 75% de substâncias inorgânicas e 20% de substâncias orgânicas. O componente inorgânico predominante da dentina é a hidroxiapatite. A complicada acumulação de dentina leva a uma dispersão selectiva da luz. Esta dispersão provoca a opacidade relativa da dentina.

A estrutura e a translucidez do esmalte afectam significativamente a qualidade da cor. A espessura e a cor da camada de esmalte determinam a forma como a luz incidente é refractada e reflectida a partir da camada de dentina mais profunda. A região incisal do dente tem uma camada de esmalte mais espessa e, por isso, parece mais translúcida; a camada fina de esmalte que cobre a região cervical deixa transparecer mais claramente a cor da dentina subjacente. Quando consideramos as variações de cor dos dentes naturais, as mudanças na cor do dente causadas por alterações na composição natural do dente assumem um papel importante.

O esmalte dentário dos jovens apresenta frequentemente um efeito transparente azulado, cinzento-esbranquiçado, que pode ser atribuído à qualidade opalescente do esmalte. Para além da hidroxiapatite inorgânica (95%), o esmalte contém uma proporção menor de substâncias orgânicas, que rodeiam os prismas de esmalte que estão orientados de forma diferente dos componentes orgânicos.

O avanço da calcificação do esmalte resulta no aparecimento de uma maior translucidez e redução da opalescência. A maior translucidez do esmalte leva a uma maior reflexão da cor da dentina subjacente. Como a dentina é um tecido "vivo", pode formar dentina secundária como resultado de estimulação fisiológica ou patológica. A dentina secundária aparece como amarelo brilhante ou como cinzento transparente. Quantidades crescentes de dentina secundária transparente fazem com que o dente mais velho pareça mais escuro ou mais cinzento.

A dentina opaca forma-se em regiões de atrito severo, particularmente nas bordas incisais dos dentes anteriores mandibulares e maxilares, porque o desgaste rápido do dente impede a recalcificação suficiente da dentina. Manchas escuras aparecem frequentemente em regiões de abrasão severa. Estas são causadas por pigmentos de cor que entram nos túbulos dentinários expostos.[76]

VARIAÇÕES DE COR NOS DENTES NATURAIS

Embora as diferenças de cor sejam raramente observadas entre as regiões mesial e distal dos dentes, as variações de cor da zona cervical para a zona incisal são comuns e imediatamente visíveis. Nakagawa determinou algumas outras classificações de distribuição de valores de cor[76] .

Podem ser registadas diferenças de cor significativas nos terços cervical, central e incisal do dente. As variações mais frequentes são registadas no terço incisal. Esta área também tem a maior importância na restauração protética com coroas e pontes de cerâmica, porque o bordo incisal torna-se visível mesmo quando os lábios estão apenas ligeiramente separados.

A próxima variação de tipo de dente mais frequentemente observada é o dente com variações de cor muito pequenas em toda a superfície vestibular, juntamente com uma distribuição difusa de translucidez. É particularmente difícil reproduzir esses efeitos. É o tipo de cor mais frequente em pessoas jovens, mas também é visto em idosos. Estes dentes são frequentemente muito opacos e sem caraterísticas bem definidas.

Outro tipo de dente tem variações de cor predominantemente no terço cervical. O dente tem maior intensidade de cor aqui porque a camada de esmalte é mais fina na região cervical, e a dentina mais escura aparece através dela. As alterações no envelhecimento do dente também são mais evidentes no terço cervical.

Noutro tipo de dente, as variações na coloração do dente estão limitadas ao terço central. As variações de cor podem ser expressas como faixas no centro do dente ou como uma única faixa estreita de um desvio de cor na região incisal central ou na região cervical central. Esta variação pode ocorrer em todos os grupos etários e em todas as tonalidades de brilho, mas aparece mais frequentemente com o aumento da idade[76] .

A cor de base do dente jovem e brilhante muda lentamente durante a vida. De um tom de base quente que varia entre o branco, o amarelo-mel e o avermelhado, a cor muda para amarelo-alaranjado e castanho-alaranjado associado à idade avançada.

Não só os factores externos, como o desgaste, mas também os factores internos, como as alterações nos tecidos duros, provocam alterações na aparência de um dente. Estas alterações são acompanhadas por uma perda do valor da cor (ou seja, o dente torna-se cada vez mais escuro e, em muitos casos, mais cinzento). Os componentes escuros da raiz, lentamente expostos, reforçam ainda mais esta impressão visual.

Para criar o desenho de um dente periodontalmente danificado numa restauração cerâmica, deve ser dada especial atenção à transição de forma e cor entre a coroa e a raiz. Uma vez que a preparação destes dentes deixa frequentemente pouco espaço para a faceta cerâmica, é indispensável a utilização controlada de pós cerâmicos opacos e coloridos[76] .

Evolução da correspondência de cores

A seleção da cor é um procedimento importante para proporcionar aos pacientes uma restauração estética que se integre harmoniosamente na dentição existente do paciente. Devido à grande variedade de cores dos dentes naturais, a determinação da cor para restaurações diretas e indirectas foi sempre um desafio para o prostodontista[77] .

Clark, em 1931, descreveu este facto no livro Color Problems in Dentistry. Ao contrário da seleção visual subjectiva da cor, com condições e métodos nem sempre muito controlados, e dos guias de cor que apresentavam deficiências significativas, vários autores tentaram quantificar objetivamente a cor dos dentes no passado. Isto foi feito através da identificação de problemas de cor em medicina dentária

Em 1905, Albert Henri Munsell, enquanto ensinava composição cromática e anatomia artística, sentiu a necessidade de descrever as cores dos seus esboços em termos definidos aos seus alunos. Este facto levou ao desenvolvimento do sistema de cores Munsell.

Em 1940, o espetrofotómetro foi inventado por Arnold J. Beckman e os seus colegas do National Technologies Laboratories.

O final dos anos 90 marcou o nascimento de uma nova indústria na medicina dentária, sistemas de medição da cor baseados em instrumentos disponíveis no mercado, com o desenvolvimento do sistema Shade Scan (Cortex Machina, Montreal, Canadá).

Este foi o primeiro esforço em direção a um sistema de análise de cor para a medição completa da superfície dentária. A literatura anterior publicada por vários autores descrevia instrumentos de medição de área limitada, com um diâmetro ótico de 3-5 mm, na análise da cor.

As tecnologias actuais de correspondência de cores foram desenvolvidas num esforço para aumentar o sucesso da correspondência, comunicação, reprodução e verificação de cores na medicina dentária clínica e, em última análise, para aumentar a eficiência do trabalho de restauração estética em qualquer consultório.

Medidas da cor dos dentes

Atualmente, são utilizados muitos métodos para avaliar a cor dos dentes. Estes vão desde comparações visuais subjectivas utilizando papel, porcelana colorida ou guias de cor de resina acrílica até medições objectivas instrumentais utilizando espectrofotómetros, colorímetros e técnicas de análise de imagem[75] .

A determinação visual da cor, por comparação do dente com guias de cor padrão, é o método mais frequentemente aplicado em medicina dentária. É um processo subjetivo em que o dente e a escala de cores são observados simultaneamente sob as mesmas condições de iluminação. Variáveis gerais, como as condições de luz externa, experiência, idade e fadiga do olho humano, e variáveis fisiológicas, como o daltonismo, podem levar a inconsistências e preconceitos. Além disso, os meios verbais normalizados para a comunicação das caraterísticas da cor avaliadas visualmente são limitados. Apesar destas limitações, o olho humano é muito eficiente na deteção de pequenas diferenças de cor entre dois objectos. Foram descritos vários métodos para medir visualmente as cores dos dentes e, apesar das limitações, a utilização de guias de cor é um método rápido e económico para medir a cor dos dentes. Elas têm sido usadas com sucesso num grande número de estudos de branqueamento dentário onde foram medidas as mudanças longitudinais na cor dos dentes. A capacidade de discriminação da cor dos dentes por parte dos indivíduos pode ser melhorada com treino e experiência.

Instrumentos como os espectrofotómetros e os colorímetros têm sido utilizados em ambientes industriais e de investigação para a medição da cor de uma vasta gama de materiais e substratos. Os espectrofotómetros medem um comprimento de onda de cada vez a partir da reflectância ou transmitância de um objeto e têm sido utilizados para medir os espectros visíveis de dentes extraídos e vitais. No entanto, **Tung et al.**[15] afirmaram que a utilização generalizada de espectrofotómetros na investigação dentária e em contextos clínicos tem sido dificultada pelo facto de o equipamento ser complexo e dispendioso e, mais importante ainda, de ser difícil medir a cor dos dentes in vivo com estas máquinas. Os colorímetros têm filtros de cor que se aproximam da função espetral do olho do observador padrão e são geralmente concebidos para medir a cor em termos tristimulares X; Y; Z ou em valores CIE Lab. Grande parte da investigação dentária sobre a cor natural dos dentes in vitro e in vivo foi efectuada com colorímetros.

As medições dos colorímetros foram comparadas com as leituras dos espectrofotómetros e consideradas fiáveis e precisas para as medições das diferenças de cor. Em geral, os colorímetros demonstraram uma boa repetibilidade das medições da cor dos dentes naturais in vitro e in vivo.

Outra abordagem para medir a cor dos dentes é através da análise computorizada de imagens fotográficas. Esta abordagem tem sido utilizada com sucesso para avaliar os efeitos de branqueamento de produtos contendo peróxido ao longo do tempo e expressar as alterações de cor em termos de valores CIE Lab. Por exemplo, após 14 dias de utilização de um sistema de moldeira à base de peróxido de carbamida a 10%, a alteração média em relação à linha de base em L* e b* foi de 2,07 e 21, respetivamente.

Factores que afectam a seleção da sombra e da fonte de luz

Na medicina dentária contemporânea, as necessidades dos pacientes são consideradas em termos de função e aparência dentária. A região oral desempenha um papel importante quando um indivíduo fala ou se aproxima de outra pessoa e, por exemplo, uma má higiene oral e dentes descolorados são notados pelos outros. Daí a necessidade de uma correção de cor.

Existem três factores dos quais depende a cor de um dente:

- Observador
- Objeto
- Fonte de luz

OBSERVADOR:

Muitas pessoas têm uma forma de daltonismo e são incapazes de ver determinadas cores. Está bem documentado que a deficiência de visão cromática é mais comum nos homens do que nas mulheres. É importante que um dentista esteja ciente desta condição, caso ela exista nele próprio. Se a condição for grave, o dentista pode pedir a um técnico de laboratório ou a um assistente bem treinado que faça a correspondência das cores.

OBJECTO:

O objeto visualizado modifica a luz que incide sobre ele, absorvendo, reflectindo, transmitindo ou refractando parte ou a totalidade da energia luminosa, produzindo assim a qualidade da cor. Além disso, diferentes partes do mesmo objeto podem apresentar quantidades variáveis destes fenómenos. A perceção do objeto pode ser influenciada pela luz dispersa ou reflectida pelas paredes, armários e mobiliário do laboratório. As paredes de uma sala utilizadas para a seleção da cor devem ser de cor neutra e devem ser evitadas cores intensas na seleção de armários e mobiliário.

SELECÇÃO DE UMA FONTE DE LUZ PARA A CORRESPONDÊNCIA DE SOMBRAS:

A luz natural diurna é tradicionalmente a melhor fonte de luz para a correspondência de cores, para a realização de trabalhos que envolvam cor; mas a luz desta natureza não é fiável devido à sua temperatura de cor variável que influencia a sua propriedade espetral. A luz desta natureza nem sempre está presente durante os procedimentos de correspondência de cores, uma vez que a hora do dia e a época do ano afectam a cor da luz solar. Este facto, associado à necessidade de realizar procedimentos de cor na ausência de luz do dia, levou à necessidade de sistemas de iluminação artificial que simulem a luz do dia padrão.

A adequação da iluminação artificial para utilização em procedimentos de comparação de cores baseia-se na capacidade da fonte de luz para se aproximar da luz padrão. A capacidade de reprodução é medida utilizando referências como a temperatura da cor, as curvas de reflectância espetral e um índice de reprodução de cores (CRI).[78]

TEMPERATURA DA COR:

Quando um corpo de ferro preto é aquecido gradualmente, começa a brilhar, primeiro com uma tonalidade vermelha, depois amarela, branca e azul. Se traçarmos o aumento de temperatura deste radiador de ferro preto, podemos relacionar a temperatura com a mudança de cor e estabelecer uma escala de temperatura de cor. Esta escala existe e é normalmente utilizada para indexar a cor das fontes de luz em graus Kelvin, o que equivale a graus centígrados +273. As fontes de iluminação controlada no consultório e no laboratório dentário devem ser equilibradas em termos de espetro na gama visível (380-780 nm) e devem ter uma temperatura de cor de aproximadamente 5500° C.[79]

ÍNDICE DE RESTITUIÇÃO DE CORES (CRI)

Um diagrama de cromaticidade representa uma fonte de luz com base nas quantidades relativas das três primárias de luz (vermelho, verde e azul) necessárias para obter a cor. Existe apenas um ponto no diagrama em que todas as tonalidades do espetro são iguais. A esta "luz branca" é atribuído um índice de reprodução de cores (CRI) de 100, que é a melhor fonte para os procedimentos de comparação de cores.

Não existem luzes artificiais com um índice de restituição de cores de 100, mas as que têm um índice superior a 90 são consideradas adequadas para a correspondência de cores. Algumas fontes de luz normalmente utilizadas têm os seguintes índices de restituição de cores: fluorescente de luz do dia - 75; fluorescente de branco quente - 56; fluorescente de branco frio - 68.

No entanto, existem várias lâmpadas fluorescentes com correção de cor, com índices de restituição de cor superiores a 90, que proporcionam um ambiente propício a uma correspondência de cores óptima no consultório dentário (Verd - A - Ray's Indoor Sun e Criti colour, Duro - Test's Vita Lite e General Electric's Chroma 50). Embora estas luzes proporcionem o melhor ambiente para a correspondência de cores, a seleção deve ser verificada com outros sistemas de iluminação normalmente utilizados devido ao problema do metamerismo.

Uma escolha de cor que pareça boa em todas as condições de iluminação é altamente desejável, mas nem sempre é possível. Poderá ter de ser tomada a decisão de aceitar a melhor combinação disponível para a fonte de luz sob a qual os dentes são mais frequentemente vistos. A luz incandescente e a luz fluorescente branca fria são comuns em casa e no consultório, respetivamente, e devem estar disponíveis no consultório dentário para efeitos de comparação. A utilização de um candeeiro cirúrgico dentário não é recomendada porque é muitas vezes demasiado forte e, por conseguinte, interfere com a discriminação fina das três dimensões da cor. A utilização apenas de luz ambiente proporciona um ambiente de iluminação mais natural.[79]

QUANTIDADE DE ILUMINAÇÃO

A quantidade mínima recomendada de iluminação da sala para uma correspondência de cores correta no consultório dentário é de cerca de 200 velas de pé quando medida a 30 polegadas acima do chão. Para além de melhorar o ambiente de correspondência de cores, esta quantidade de iluminação também ajuda a reduzir a fadiga ocular quando existe uma diferença significativa entre o nível de luminosidade na boca e o do ambiente circundante imediato, o que provoca uma fadiga ocular excessiva.

A luz da unidade deve ser ajustada de modo a fornecer a quantidade de luz necessária para a execução correta dos procedimentos intra-orais com este nível de brilho estabelecido; o brilho da área circundante deve ser controlado de modo a que o nível de adaptação visual não se altere significativamente quando o observador estiver a desviar o olhar da boca. Para uma adaptação transitória mínima, deve ser mantido um rácio de luminosidade de 3:1 entre a área intra-oral e a área circundante.

CORES CIRCUNDANTES

Na sala de operações dentárias, a luz incide sobre uma variedade de objectos no ambiente circundante e é reflectida. Mesmo que exista uma boa fonte de luz, a luz pode ser alterada para uma forma inaceitável quando chega à boca onde está a ser efectuada a seleção da cor. Por exemplo, a luz do sol pode ser alterada ao passar pela janela pela presença de cortinas coloridas. Tanto a luz solar como a iluminação artificial podem ser drasticamente alteradas ao atingirem paredes de cores vivas ou outras áreas de elevado croma no seu caminho para o doente.

As roupas de cores vivas do dentista ou do doente podem refletir cores indesejáveis no ambiente de seleção. O campo do doente pode ser usado para mascarar uma cor indesejável na roupa do doente, desde que o campo em si não introduza uma cor reflectora indesejável. O batom deve ser removido de modo a não interferir com a cor percepcionada.

Foi recomendada a inclusão de controlos de regulação da intensidade da luz no sistema de iluminação de uma sala onde exista um ambiente inaceitavelmente colorido.

Uma redução da iluminação ambiente ajuda a evitar que a luz reflectida afecte a seleção da cor. Pode ser utilizada uma fonte de luz portátil com correção de cor para fornecer iluminação oral. Este tipo de procedimento pode ser eficaz, mas requer prática para obter uma perspetiva natural devido à fraca iluminação da sala e à iluminação oral relativamente elevada.

Um cinzento claro é o fundo ideal para a correspondência de cores, de acordo com a American Society for Standard Testing and Materials e o The Inter Society

Colour Council. A notação Munsell do cinzento corrigido é N7/ a N9/. O "N" significa neutro ou acromático e o número indica o valor do cinzento.

Foram desenvolvidas diretrizes para os esquemas de cores no bloco operatório de medicina dentária, tendo sido determinado que os ambientes cromáticos são aceitáveis desde que as tonalidades presentes satisfaçam determinados critérios. Recomenda-se a utilização de pastéis de alto valor, devendo ser evitada a utilização de grandes áreas de elevado croma.

A parte do teto que não é ocupada pelo sistema de iluminação deve ser branca ou esbranquiçada, com um valor de 9 ou mais. As grandes superfícies verticais, como as partes superiores das paredes e os armários altos, devem ter um valor igual ou superior a 8 e um croma inferior a 4. As superfícies inferiores das paredes e os balcões devem ter um valor igual ou superior a 7 e um croma inferior a 6. Os pavimentos devem ter um valor igual ou superior a 6 e um croma inferior a 3. Outro aspeto a ter em conta é evitar superfícies com um brilho elevado, uma vez que são produzidos brilhos perturbadores que interferem com uma boa precisão visual.

MOMENTO DA SELECÇÃO

O processo de seleção da cor deve ser realizado quando se pode dedicar tempo suficiente para identificar a melhor combinação de cores. Demasiadas vezes, o processo de redução do dente, a moldagem e o fabrico de restaurações provisórias tornam-se a principal preocupação do dentista, e a seleção da cor é espremida no final da consulta.

Um bom procedimento envolve a seleção da cor na consulta de diagnóstico, quando se determina que é necessária uma restauração de cerâmica. Isto deve ser incluído como parte do registo clínico inicial e registado na ficha do paciente para referência futura. A cor é confirmada na altura da consulta de preparação para garantir que a escolha feita na consulta de diagnóstico está correta.

Quando a seleção é verificada na consulta de preparação, esta deve ser feita antes da redução dentária. Após a conclusão da preparação, os olhos ficam fatigados devido à quantidade de foco concentrado necessário durante o procedimento.

A retina apresenta uma adaptação se um objeto for observado continuamente por períodos de tempo superiores a 15 segundos, e os corantes semelhantes começam a parecer iguais. Este fenómeno obriga a olhares de curta duração para comparar a cor de uma amostra de porcelana com a de um dente. Recomenda-se olhares de cinco segundos com períodos de descanso em vez de olhares prolongados.

No entanto, existe um procedimento de olhar fixo que pode ser utilizado de forma vantajosa na seleção clínica da tonalidade. Olhar fixamente para uma cor faz com que os foto-pigmentos nos cones que são sensíveis à cor em causa se esgotem, mas ao mesmo tempo o olho torna-se mais sensível à tonalidade complementar. Este fenómeno de negativo após imagem pode ser utilizado para sensibilizar os olhos para as tonalidades amarelas dos dentes, olhando para um cartão azul médio (a cor complementar do amarelo) e, em seguida, olhando brevemente para o dente e para a amostra do guia de cores.

POSIÇÃO DO PACIENTE

Clark, ao descrever o sistema de cores e a técnica para selecionar uma cor, afirmou que "é extremamente importante que o paciente esteja numa posição vertical quando a cor é selecionada, para que os dentes possam ser vistos no consultório nas mesmas condições em que serão vistos na sua vida profissional e social". Esta declaração inicial relativa à posição do paciente continua a ser a mais apropriada para a seleção clínica da cor.

ESTADO DOS DENTES

As verdadeiras caraterísticas da cor e a aparência de profundidade e translucidez num dente natural não podem ser corretamente percebidas a menos que o dente esteja livre de placa bacteriana e de manchas superficiais. Se necessário, os dentes devem ser polidos antes da seleção da cor para remover a placa bacteriana e as manchas.

Além disso, os dentes têm de ser mantidos perfeitamente húmidos com saliva durante a seleção da cor. Os dentes podem sofrer desidratação muito rapidamente e mesmo pequenas alterações de humidade interferem com o processo de seleção da cor. Como um dente desidrata, o seu valor aumenta, e outras estruturas aparentes e dentárias parecem ser diferentes sob certas condições de visualização, a correspondência de cor deve ser efectuada sob as condições de visualização normalmente encontradas pelo paciente. O facto de o doente estar sentado na vertical e ao nível dos olhos do observador torna-se assim a posição mais benéfica para a ocorrência de alterações clínicas. A seleção de uma cor neste momento leva a uma discrepância entre a restauração e o dente natural quando a reidratação estiver completa. A seleção da cor nunca deve ser tentada após longos períodos de isolamento do dente, como acontece durante a utilização de um dique de borracha. O teor de humidade natural do dente deve ser mantido durante o processo de seleção.

Deve permitir-se que o doente feche a boca entre as comparações para que os dentes possam ser humedecidos passando a língua sobre eles.

PROCEDIMENTO DE COMPARAÇÃO

Após ter sido estabelecido o ambiente de cor adequado, inicia-se o processo de seleção da cor. Segurar todo o guia de cores adjacente aos dentes pode causar confusão e pode ser difícil determinar a melhor amostra de um grupo tão grande de amostras. Por este motivo, é preferível avaliar uma amostra de cor de cada vez, segurando-a junto ao dente a ser combinado.

É melhor evitar o envolvimento desnecessário dos pacientes no processo de seleção da cor; por exemplo, manusear com o paciente todas as amostras da escala de cores pode criar confusão, uma vez que os pacientes muitas vezes não estão familiarizados com a cor dos seus dentes e não estão familiarizados com as caraterísticas de cor das amostras da escala de cores. Alguns pacientes gostam de estar envolvidos no processo de tratamento e, quando se sente essa necessidade, a seleção final pode ser mostrada ao paciente para aprovação, ou podem ser dadas ao paciente as duas melhores possibilidades e ser-lhe permitido participar na decisão final.

DISTÂNCIA DE SELECÇÃO

Os procedimentos dentários são realizados em estreita proximidade com os dentes, e há uma tendência para realizar o procedimento de seleção da cor à distância de trabalho habitual. No entanto, uma seleção feita a 3 a 6 pés da cavidade oral é muitas vezes mais útil, uma vez que é representativa das condições em que os dentes do doente serão mais frequentemente observados.

Quando alguém se encontra pela primeira vez, geralmente são trocados sorrisos e cumprimentos, e é nessa altura e à distância que as restaurações são frequentemente detectadas. Se for necessário um estudo visual considerável e um exame minucioso para determinar que a restauração está presente, a correspondência de cores deve ser considerada muito boa. Isto é particularmente verdade quando é o olho treinado de um dentista que tem dificuldade em fazer a determinação.

A seleção à distância é particularmente útil na avaliação do *valor.* Uma vez que os dentes naturais se situam na parte inferior da gama cromática, as decisões relativas aos aspectos cromáticos de uma restauração são mais difíceis quando a observação tem lugar a alguma distância e, consequentemente, o valor torna-se mais evidente.

VERIFICAÇÃO:

Nunca é demais realçar a importância de o processo de seleção da cor ser realizado por uma segunda pessoa, como um assistente dentário. Este procedimento fornece outra opinião e ajuda a compensar a fadiga ocular individual e os defeitos visuais da cor.

A verificação da cor deve ser efectuada em mais do que uma ocasião. O procedimento de seleção da cor deve ser realizado inicialmente na consulta de diagnóstico. A escolha é feita pelo médico dentista sem a presença de um auxiliar. O auxiliar faz então uma seleção sem a presença do dentista e os dois comparam as suas escolhas individuais. Este procedimento produz por vezes resultados contraditórios, mas a resolução da discrepância facilita a determinação da melhor correspondência entre as escolhas disponíveis. A escolha mútua é registada na ficha do doente para referência futura.

O mesmo procedimento é então realizado numa consulta subsequente sem referência ao registo do doente. Isto serve como uma verificação da seleção da cor pelas mesmas pessoas num dia diferente, talvez a uma hora diferente do dia, e com um nível de fadiga ocular diferente. A escolha final da cor pode então ser registada no processo do doente e nos formulários de autorização do laboratório apropriados.[72]

Guias de cores para dentistas

O método tradicional de comunicação da cor em medicina dentária tem sido a guia de cores fabricada. Uma única letra, número ou combinação é utilizada para designar uma guia de cor específica. Todas as três dimensões da cor mais a translucidez são supostamente descritas por essa única unidade.[7]

Embora nenhum guia de cores ou combinação de guias de cores inclua todas as combinações de cores que podem ser encontradas na prática clínica, foi alcançado um nível razoavelmente elevado de correspondência de cores clínicas, o que atesta as capacidades artísticas de muitos dentistas na seleção da melhor cor disponível e na determinação das modificações de cor necessárias para melhorar ainda mais a correspondência de cores.

REQUISITOS PARA UM GUIA DE SOMBREAMENTO

Os principais requisitos para qualquer guia de cores incluem uma disposição lógica no espaço de cores e uma distribuição adequada no espaço de cores. Uma escala de cores baseada no Sistema de Ordem de Cores de Munsell poderia preencher estes requisitos. Com um tal guia de cores, se o limite correto para o espaço de cor dos dentes naturais tiver sido determinado e se tiverem sido estabelecidos intervalos suficientemente pequenos em Matiz, Valor e Croma, pode ser rapidamente escolhida uma correspondência. (Um espaço de cor "ideal" é aquele em que cada cor é o centro de uma esfera de cor e as cores mais próximas a rodeiam). Para chegar a uma correspondência correta, é necessário avaliar as diferenças de Matiz, Valor e Croma e proceder na direção correta.

ORIENTAÇÕES PARA A SELECÇÃO DE CORES

Há uma série de métodos que podem ser utilizados para intensificar a seleção de cores. São os seguintes:

1. Se o doente estiver a usar roupas brilhantes, cubra-o com um cobertor de cor neutra.
2. Pedir ao doente para remover o batom ou outra maquilhagem.
3. Limpar os dentes e remover todas as manchas e detritos.

4. Colocar a boca do doente ao nível dos olhos do dentista.
5. Determinar a tonalidade no início da consulta para evitar a formação de óculos

   fadiga.
6. As comparações de sombras devem ser efectuadas em intervalos de cinco segundos para não cansar as células cónicas da retina.
7. Obter níveis de valor ao apertar os olhos.
8. Comparar a tonalidade em condições diferentes (ou seja, lábios húmidos vs. lábios secos/lábio retraído vs. lábio puxado para baixo).
9. Utilize o canino como referência para a cor, devido ao maior croma da tonalidade dominante dos dentes.
10. Se não for possível fazer corresponder exatamente a tonalidade, selecionar uma tonalidade de croma inferior e valor superior.[75]

Existem 2 tipos básicos de guias de sombra: Comercial e Personalizada.

GUIAS DE SOMBRA COMERCIAIS

Existe uma variedade de guias de cores dentárias comerciais disponíveis. Independentemente do seu número, podem ser categorizadas num dos três grupos principais seguintes, com base no seu design e conceito:

- VITA classical A1 -D4/Classical-keyed (empírico)
- VITA 3D-Master (baseado em evidências)
- Outros (proprietários/clássicos-proprietários)

VITA clássica A1-D4

A escala de cores VITA classical A1-D4 tem sido o padrão de ouro para a correspondência de cores em medicina dentária desde a sua introdução em 1956. De facto, a maioria dos materiais de restauração, em particular as resinas compostas, são indexados a ela. Segundo o fabricante, os separadores da escala de cores VITA classical A1-D4 estão organizados em grupos alfabéticos de acordo com a tonalidade:

- A = Castanho-avermelhado

- B = Amarelo-avermelhado
- C = Acinzentado
- D = Cinzento-avermelhado

O croma e o valor de cada grupo de tonalidades são comunicados por um sistema de números após a letra que designa o grupo - quanto maior o número, mais escuro e cromático é o separador. Assim, o 1 é o menos cromático com o valor mais elevado, enquanto o 4 é o mais cromático com o valor mais baixo. Algumas críticas à conceção empírica VITA classical A1-D4, especialmente no que diz respeito à disposição dos separadores e à distribuição das cores, persistem ainda hoje. Em alternativa, os separadores de cor podem ser dispostos de acordo com a chamada escala de valores. Nesta disposição do claro para o escuro, os separadores podem ser marcados adicionalmente com números de 1 a 16 (correspondendo à disposição B1-C4, respetivamente), representando a unidade de guia de cor (SGU). A eficácia do branqueamento dentário é facilmente calculada utilizando a SGU: a cor antes do branqueamento (por exemplo, A3, que corresponde ao número 9) menos a cor após o branqueamento (por exemplo, D2, que corresponde ao número 4); assim, a eficácia do branqueamento neste caso é 9 - 4 = 5 SGU. Embora esta escala de valores aumente a versatilidade do guia de cores, os estudos encontraram inconsistências como resultado da sua utilização.

VITA 3D-Master

Existem três guias de cor VITA 3D-Master: Toothguide, Linearguide e Bleachedguide. As guias 3D-Master são marcadas com uma combinação de número-letra-número (por exemplo, 3M2), representando valor, matiz e croma, respetivamente. A divisão primária dos grupos Toothguide e Linearguide é baseada no valor:

- Grupo 0 = 3 separadores (tons branqueados, os mais claros)
- Grupo 1 = 2 separadores
- Grupo 2 = 7 separadores
- Grupo 3 = 7 separadores
- Grupo 4 = 7 separadores

- Grupo 5 = 3 separadores (os mais escuros)

Os grupos 0, 1 e 5 são constituídos por uma única tonalidade, marcada com a letra M. Nos grupos 2, 3 e 4, os separadores com tonalidades diferentes estão divididos em três filas, marcadas com letras:

- L (esquerda) = Amarelado
- M (médio) = Tonalidade média
- R (direita) = avermelhado

Dentro dos grupos, o croma é marcado pelos números após a letra que designa a tonalidade, que aumentam verticalmente:

- 1 = Croma baixo
- 2 = Croma médio
- 3 = Croma elevado

O VITA Toothguide 3D-Master é um sistema único que se afasta dos sistemas convencionais de categorização de letras e números. Este produto baseia-se na investigação de algumas das maiores autoridades da indústria da cor, e que melhorou a correspondência de cores convencional ao remover alguma da subjetividade da avaliação de cores baseada em separadores de cores. O método de correspondência de cores recomendado com o Toothguide é altamente lógico, mas pode ser um desafio para o profissional de medicina dentária com pouca experiência em correspondência de cores ou com poucos conhecimentos sobre os antecedentes físicos do sistema. O protocolo recomendado pelo fabricante consiste em três passos:

Determinação do valor (luminosidade): O utilizador seleciona o nível de valor, selecionando um grupo (de 0 a 5, sendo 0 o mais claro [valor alto] e 5 o mais escuro [valor baixo]) que mais se aproxima do valor do dente a ser combinado e, em seguida, retira a amostra de cor média (M) do grupo de valores selecionado.

Determinação do croma: O utilizador seleciona a amostra de cor do grupo M com o nível de croma (de 1 a 3, sendo 1 o menos cromático e 3 o mais cromático) que mais se aproxima do dente a combinar.

Determinação da tonalidade: O clínico verifica se o dente natural apresenta uma tonalidade mais amarelada (L) ou mais avermelhada (R) do que a amostra de cor do grupo (valor) e croma selecionado no segundo passo, caso tenha sido escolhido o grupo 2, 3 ou 4; como não existe variação de tonalidade nos grupos 0, 1 e 5, a correspondência de cores para esses grupos termina no passo 2. O separador de tonalidade mais adequado é determinado e a informação é registada no formulário de comunicação de cor.

O VITA Linearguide 3D-Master tem as mesmas abas de cor que o Toothguide, mas um design diferente, e a correspondência de cor recomendada pelo fabricante é reduzida a dois passos:

Seleção de valores: É utilizado um suporte cinzento-escuro com apenas seis separadores intermédios (0M2 a 5M2). O pequeno número de separadores com grandes diferenças de cor e a disposição linear dos separadores simplificam a seleção de grupos.

Seleção do croma e da tonalidade: Numa seleção final, um suporte cinzento claro com o grupo correspondente à seleção inicial de valores no passo 1 é utilizado para a seleção final de croma e matiz.

A relativa simplicidade e facilidade de utilização da disposição dos separadores do Linearguide recomenda-o para uma abordagem "selecionar a melhor correspondência", em primeiro lugar a partir do suporte cinzento-escuro (separadores que representam os grupos 0 a 5, etapa 1) e depois a partir de um suporte cinzento-claro (etapa 2) que corresponde ao grupo selecionado na etapa 1. Verificou-se também que, em geral, o Linearguide permitiu melhores resultados de correspondência de cores e foi considerado superior numa avaliação subjectiva em comparação com o Toothguide. Tanto o Linearguide como o Toothguide permitiram uma correspondência significativamente melhor (mais próxima) dos dentes naturais em comparação com o VITA classical A1-D4.10-15 Embora não haja dúvida de que tanto o Toothguide como o Linearguide correspondem melhor aos dentes naturais (exibindo o menor "erro de cobertura"), a facilidade de utilização do Linearguide é certamente muito bem-vinda pelos profissionais de medicina dentária como uma caraterística adicional.

O VITA Bleachedguide 3D-Master é o único guia de cores desenvolvido especialmente para a avaliação visual do branqueamento dentário.

O Bleachedguide é, na verdade, uma escala de cores (não é uma escala de valores) que, da direita para a esquerda, imita com exatidão as alterações de cor dos dentes após o branqueamento: o valor e a tonalidade aumentam, enquanto o croma diminui. É uma secção transversal de 29 tonalidades de Linearguide/ Toothguide 3D-Master, desde a aba mais clara (0M1) até à aba mais escura (5M3). Por conseguinte, tem 29 SGUs, com 15 separadores físicos marcados com números ímpares de 1 a 29 (8 separadores originais 3DMaster e 7 separadores interpolados) e 14 interpolações imaginárias marcadas com números pares de 2 a 28. As tonalidades físicas interpoladas não foram incluídas porque a diferença entre os separadores adjacentes seria demasiado pequena. O Bleachedguide apresenta uma

A gama de cores mais alargada e uma distribuição de cores mais consistente do que o VITA classical A1-D4 e o Trubyte Bioform (Dentsply) ordenado por cores. Numa avaliação visual das guias de cores utilizadas para a monitorização do branqueamento, verificou-se que a ordem do mais claro para o mais escuro determinada visualmente era idêntica à sugerida pelo fabricante apenas para o Bleachedguide. Além disso, este guia de cores permite o controlo e a inclusão em estudos de branqueamento de pacientes com dentes inicialmente claros, uma vez que o separador número 7 do Bleachedguide corresponde ao B1 do VITA classical A1-D4. Não é possível monitorizar e saber o que acontece com dentes muito claros após o branqueamento devido à falta de separadores mais claros do que B1 na escala de valores clássica.

Outros (próprios)

O sistema Ivoclar Chromascop é outro guia de cores viável. Tal como a escala de cores VITA classical A1-D4, os separadores são inicialmente divididos com base na tonalidade, sendo depois efectuadas outras selecções intragrupo. O Chromascop difere na utilização de um sistema de numeração de três dígitos e na utilização de cinco grupos de quatro separadores, como se segue:

- Grupo 100 = Branco

- Grupo 200 = Amarelo
- Grupo 300 = Laranja
- Grupo 400 = Cinzento
- Grupo 500 = Castanho

O croma e o valor são comunicados através de um sistema de números adicionados ao número do grupo. Tal como no sistema VITA classical A1-D4, quanto mais baixo for o número, menos cromática e mais clara é a patilha do respetivo grupo. Por conseguinte, as pastilhas são marcadas com o número do grupo (100 a 500) mais 10 (menos cromático e mais claro), 20, 30 ou 40 (mais cromático, valor mais baixo, mais escuro). As cores branqueadas, ou grupo BL, foram adicionadas ao Chromascop para satisfazer as crescentes exigências e expectativas estéticas dos pacientes e dos profissionais de medicina dentária. Os seus separadores estão marcados como BL1 (mais claro), BL2, BL3 e BL4 (mais escuro).

As marcações das abas de outras guias de cores proprietárias estão por vezes relacionadas com a cor ou outras propriedades ópticas, tais como pearl frost, pearl natural, pearl amber, pearl smoke, mist e outras cores da guia de cores Vit-l-escence (Ultradent). As pastilhas têm normalmente a forma de um dente, mas podem ter formas diferentes, e são utilizadas para a correspondência de cores de dentes intactos, tonalidades de cotos ou gengiva.[72]

GUIA DE TONALIDADES PERSONALIZADAS

As guias convencionais não cobrem a gama de cores dos dentes naturais. São inconsistentes e não correspondem aos materiais ou à espessura utilizados na restauração efectiva.

A capacidade de visualizar a tonalidade, o croma e o valor de uma unidade de cerâmica não cozida permite ao clínico um controlo mais preciso dos determinantes da cor, da comunicação e da realização. O médico desenvolve a cor pretendida utilizando uma forma moldada e pó de porcelana dentária não cozida.

Um separador de cor personalizado feito com porcelana não cozida alivia muitos dos problemas de comunicação que são frequentemente encontrados pelo dentista e pelo técnico. Permite ao dentista antecipar melhor o resultado clínico com um determinado sistema de porcelana e efetuar os ajustes necessários nas cores padrão para obter uma correspondência aceitável na restauração concluída. Ao efetuar as modificações de cor antes do fabrico em laboratório, o dentista pode evitar muitas decepções e modificações frustrantes após o fabrico.

A confiança e a satisfação do doente aumentam e a relação entre o médico e o técnico melhora.[80]

FABRICO DE UM GUIA DE SOMBRA PERSONALIZADO:

O guia de cores personalizado pode servir para verificar as misturas de cores, mas também serve como ajuda na determinação da cor. Os dois requisitos importantes para o guia de cores personalizado são uma base metálica e a colocação do material cerâmico numa espessura de camada realista.

Uma estampagem metálica com a forma de um incisivo central maxilar serve de base de cozedura. Estas subestruturas metálicas têm na sua superfície pós cerâmicos reais de baixa fusão. Uma vez que é utilizada uma liga capaz de resistir à cozedura de cerâmica, é possível colocar em camadas e cozer tantos pós cerâmicos quantos os necessários.

Uma concha metálica na região lingual facilita a fixação da guia de cor a um suporte. A concha também simplifica o manuseamento da guia de cor com uma pinça durante o processo de estratificação.

Uma forma de silicone é facilmente preparada para simplificar e padronizar a forma de tais guias de cor. O material de moldagem é pressionado numa cobertura de plástico e vários dentes de diferentes formas são pressionados no material, com as suas superfícies vestibulares viradas para o silicone. Para compensar a contração dos dentes a fabricar, utilizar dentes de reserva de conjuntos de grandes dimensões.

Utiliza-se um bisturi afiado para aparar o molde de silicone, devendo evitar-se absolutamente os cortes inferiores. Antes de iniciar a colocação do material cerâmico, o molde deve ser revestido com uma camada de agente de libertação, tal como é utilizado no fabrico de ombros cerâmicos. O processamento subsequente é muito simples. O material de dentina pré-misturado é colocado na forma, ligeiramente condensado e a placa de metal opaca é colocada sobre ele. Uma ligeira batida faz com que a placa se afunde ligeiramente no pó de dentina. A camada de base pode então ser coberta com dentina opaca.

Após uma breve remoção do excesso de humidade, o material é seco com uma corrente de ar quente. Isto provoca um ligeiro encolhimento dos pós cerâmicos, que depois se separam ligeiramente do molde de silicone, permitindo que toda a massa seja facilmente removida do molde.

O processamento posterior é semelhante ao utilizado no fabrico de uma coroa de cerâmica normal. A dentina é cortada incisivamente quase até à camada de base. Isto proporciona uma espessura de camada realista do guia de cor. Os mamelões, a dentina secundária e todas as nuances de cor desejadas são cuidadosamente aplicados. A forma do dente é construída com esmalte e pós transparentes.

Com a prática, é mesmo possível reposicionar a guia em camadas no padrão de silicone para lhe dar uma forma correta sem quaisquer ajustes de retificação.

A guia de cor pode ser melhorada em termos de forma e cor após a queima. Se a guia for fabricada na presença do doente, pode ser imediatamente comparada intra-oralmente. Se a guia de cor preparada for enviada ao dentista para comparação com o doente, deve pedir-se ao dentista que registe os desvios em relação ao padrão de cor do modelo, ou alterações de cor tão exactas quanto possível (por exemplo, tornar o esmalte mais transparente; intensificar a cor no colo do útero, etc.). O fabrico rotineiro de padrões de cor personalizados proporciona uma oportunidade adicional de alargar o espetro de cor, estimando um guia de cor personalizado em crescimento.

Todas as descrições das camadas de sombra e da guia de sombra fixa são obtidas e podem ser recuperadas para a estimativa de sombra mais tarde, se necessário.[80]

Dispositivos de correspondência de sombras

i) Medidor de croma Shade NCC (Conceito de cor natural) da SHOFU:

O medidor de cor NCC (Natural Colour Concept) Chroma Meter da Shofu (Shofu Dental, Menlo Park, Califórnia) está disponível desde a década de 1990. Consiste numa sonda de contacto manual de pé livre, com cerca de 3 mm de diâmetro. A sonda é colocada contra o dente e o botão de ativação é premido. Isto envia um flash de luz para o dente, a partir da periferia da sonda, e a luz reflectida é transportada através do centro da sonda para o detetor, onde a luz recolhida é distribuída uniformemente através de filtros de cor que correspondem de perto às três funções padrão do observador.

Os dados são transmitidos à unidade de acoplamento através de um sinal de infravermelhos. Existe uma base de dados de amostras de porcelana armazenada na memória e é apresentada a correspondência mais próxima do alvo com os dados armazenados. É gerada uma leitura que inclui o número do dente, a designação do guia de cores vita lumen mais próximo e os pós específicos de opaco, corpo e esmalte. Embora o olho de cor tenha sido desenvolvido para utilização com o sistema Vintage Halo Porcelain (Shofu Dental), as versões actualizadas do software também fazem referência a outras porcelanas populares.

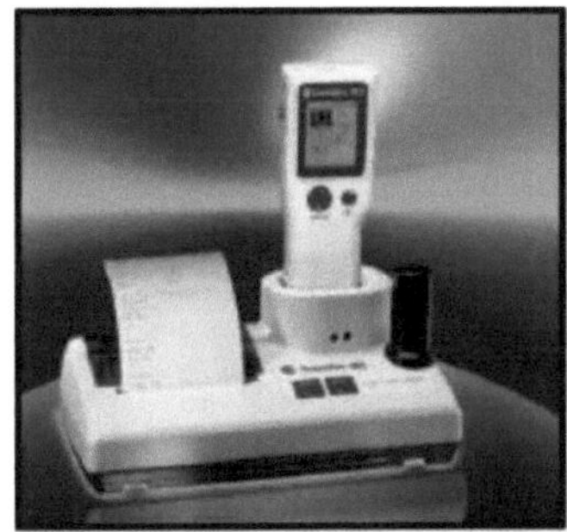
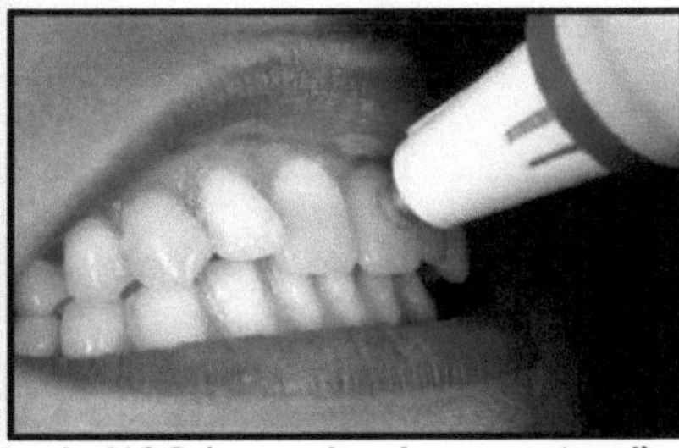

FIGURA i : Medidor de croma Shade NCC (conceito de cor natural) da SHOFU

ii) SOMBRA VITA EASY:

O Vita Easyshade (Vident, Brea, Califórnia) é um espetrofotómetro portátil que consiste numa peça de mão ligada a uma unidade de base por um conjunto de cabos de fibra ótica monocilíndricos. A ponta da sonda de contacto tem aproximadamente 5 mm de diâmetro. Contém dezanove feixes de fibra ótica com 1 mm de diâmetro.

Durante o processo de medição, o dente é iluminado pela periferia da ponta, dirigindo a luz de um halogéneo incorporado na unidade de base para a superfície do dente. Existem vários espectrómetros na peça de mão que monitorizam a fonte de luz e medem a luz dispersa internamente.

Uma combinação de vários filtros e matrizes de fotodíodos recebe a luz à medida que esta é direcionada através das fibras de retorno localizadas no centro da ponta de prova. Através desta disposição, a reflexão espetral da luz dispersa é essencialmente medida em larguras de banda de 25 nm. Antes da medição, é necessário selecionar um modo de medição (dente, coroa ou aba de cor). O ecrã apresenta a cor vita mais próxima na designação do guia de cores clássico ou 3D.

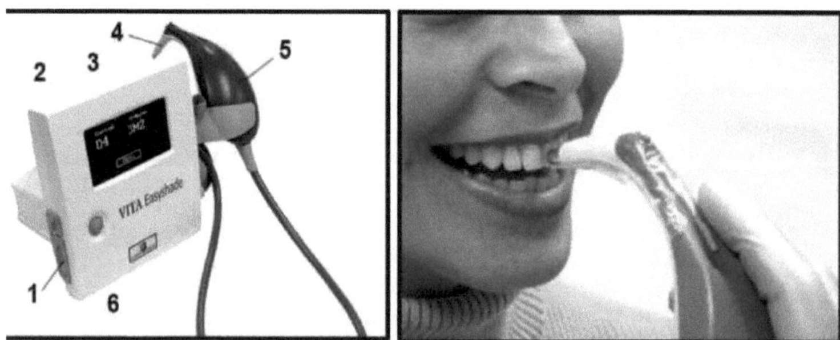

FIGURA ii: VITA EASY SHADE

iii) VARRIMENTO DA SOMBRA:

O primeiro sistema a combinar a imagem digital a cores com a análise colorimétrica foi apresentado pela Cynovad (Saint-Laurent, Canadá). O Shade Scan é um dispositivo portátil com um ecrã LCD a cores para ajudar na localização e focagem da imagem. Através de um cabo de fibra ótica, uma fonte de luz de halogéneo ilumina a superfície do dente num ângulo de 450° e recolhe a luz reflectida a 00°. A intensidade da luz e a calibração para os padrões de cinzento e cor são continuamente monitorizadas e ajustadas para proporcionar uma reprodução de cor consistente.

A imagem é gravada num flashcard, evitando a necessidade de um computador no consultório. Os dados transmitidos podem ser descarregados para um computador com o software ShadeScan. O mapeamento da cor e da translucidez pode, portanto, ser transmitido ao laboratório dentário por correio eletrónico ou através da inclusão de uma impressão ou de um flashcard com os elementos clínicos necessários para o fabrico da restauração.

O mapeamento da cor da superfície com o software padrão está nas designações de cor básicas do Vita Lumin. O mapeamento de cores de alta resolução, conversões adicionais de designações de guias de cores e valores Hue/ value/ chroma são possíveis com software adicional para laboratórios dentários.

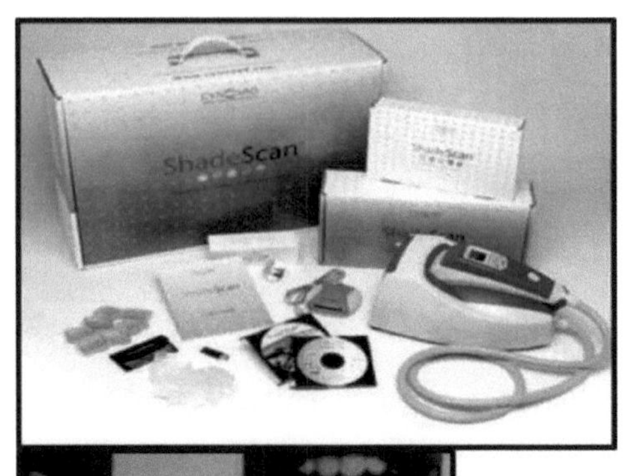

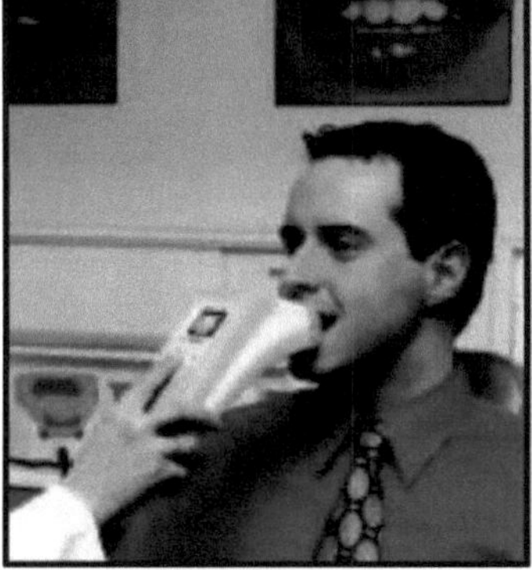

FIGURA iii: VARREDURA DE SOMBRA

iii) SISTEMA DE VISÃO DENTÁRIA SHADE RITE:

Outro instrumento que combina a análise digital da cor com a análise colorimétrica é o Shade Rite Dental Vision System (X-Rite Inc., Grand Rapids, Michigan). É constituído por um dispositivo portátil com a sua própria fonte de luz e um ecrã LCD que facilita o posicionamento no dente. Para focar e alinhar a câmara, deve ser localizado um "ponto de brilho" na junção dos terços gengival e médio do dente. As medições são efectuadas através de uma série de filtros rotativos que simulam as funções do observador padrão CIE.

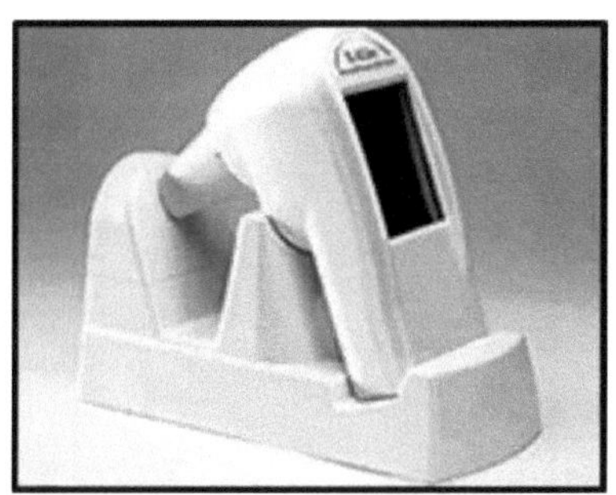

FIGURA iv. SISTEMA DE VISÃO DENTÁRIA SHADE RITE

O dispositivo é autónomo e é colocado na sua estação de ancoragem para calibração e transmissão de dados para o computador. É possível efetuar o mapeamento da sombra e da translucidez, e os dados colorimétricos (valores CIE L* a* b*) podem ser descarregados do computador. O laboratório deve dispor do software necessário.

iv) SOMBRA SPECTRO:

O SpectroShade (MHT, Niederhasli, Suíça) é o dispositivo de medição da cor dentária mais complexo em termos de design e o mais complicado em termos de hardware. Oferece a maior flexibilidade em termos de análise de cor e dados colorimétricos e é de longe o mais caro. É o único que combina a imagem digital da cor com a análise do espetrofotómetro. A peça de mão é relativamente grande em comparação com os modelos de sondas de contacto, e o seu posicionamento pode ser complicado.

A calibração é um processo de duas etapas que envolve o posicionamento da peça de mão contra azulejos brancos e verdes. A luz de uma fonte de halogéneo é emitida através de feixes de fibra ótica e lentes para a superfície do dente a 450. A imagem do dente é apresentada no ecrã do computador para que o posicionamento possa ser verificado.

A luz incidente é monocromática quando atinge o dente e, à medida que é reflectida, o processo de varrimento espetral é completado em larguras de banda de 10 nm por um CCD a preto e branco e um CCD com filtro de cor. Uma vez que existe uma curva espetral associada a cada pixel do CCD, é gerada uma quantidade significativa de dados para análise.

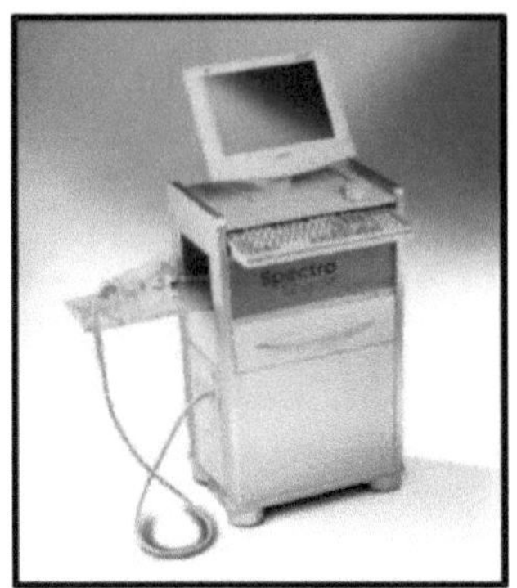

FIGURA v: SOMBRA DE ESPECTRO

As diferenças de cor podem ser calculadas entre imagens comparadas e são possíveis mapas de cores de complexidade crescente e um para translucidez. O software contém referências de guias de cor para a maioria dos sistemas de porcelana, e podem ser adicionadas mais. A cor mais próxima e a magnitude da diferença de cor em relação a essa referência são especificadas. Uma imagem digital do dente, o mapa de cores e os dados colorimétricos podem ser transmitidos ao laboratório por via eletrónica ou por impressão.

v) SISTEMA CLEARMATCH:

O sistema Clear Match (Smart technology, Hood River, Oregon) permite uma abordagem diferente da correspondência digital de cores.

Trata-se de um sistema de software que requer um PC de plataforma Window e uma câmara digital. Para calibrar corretamente o sinal digital a cores, é necessário incluir em cada fotografia um padrão a preto e branco e um separador de tonalidade.

O mapeamento detalhado da sombra é fornecido em designações de guias de sombra, e as informações de guias de sombra padrão e personalizadas podem ser introduzidas na base de dados do sistema. Como este sistema é apenas um software, é o mais económico.

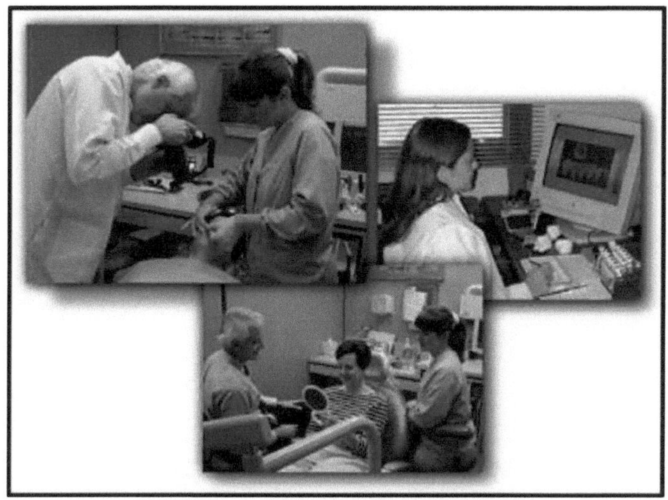

FIGURA vi: SISTEMA CLEARMATCH

Caraterísticas principais:

- Sistema baseado em software para comunicação e análise de sombras
- Utiliza qualquer câmara digital
- Normaliza imagens a cores
- Sem necessidade de hardware proprietário
- Contém todos os principais sistemas de guias de sombra e permite a adição de guias personalizadas.

Processo:

- Adquirir imagens de pacientes
- Importar imagens para o ClearMatch
- Apontar e clicar para normalizar as imagens
- Clique para mapear o valor e a sombra
- Clicar uma vez para enviar as informações para o laboratório
- Construir e assentar a prótese sem refacções resultantes de problemas de Sombra ou Valor

Medição digital da sombra

Os avanços na tecnologia eletrónica forneceram soluções para muitos dos problemas actuais na seleção de cores e na correspondência de cores em medicina dentária[81] :

a. Colorímetros

b. Espectrofotómetro

c. Câmaras digitais como colorímetros com filtro

d. Espectrorradiómetros

Todos os dispositivos de medição da cor são compostos por um detetor, um condicionador de sinal e um software que processa o sinal de forma a tornar os dados utilizáveis no laboratório ou no consultório dentário. Devido à relação complexa entre estes elementos, uma análise colorimétrica exacta é, na melhor das hipóteses, difícil.

Estes dispositivos foram concebidos para ajudar os clínicos na especificação e controlo da cor dos dentes. O primeiro dispositivo de medição da cor concebido especificamente para uso clínico dentário foi um colorímetro com filtro. O Chromascan (Sternogold Stamford, Connecticut) foi introduzido no início dos anos 80, mas teve um sucesso limitado devido à sua conceção e precisão inadequadas. O desenvolvimento posterior foi dificultado principalmente pela falta de recursos e de empenhamento por parte da indústria - o mercado era demasiado pequeno. Agora, com a estética a ser o principal foco do marketing dentário e com a disponibilidade de ópticas de medição da cor melhoradas, as empresas estão dispostas a fazer o investimento necessário para aplicar tecnologia avançada ao desafio do controlo da cor. Duane RD., et al. (1998) utilizaram o sistema colorimétrico CIELAB para estudar a relação entre as diferenças de cor medidas instrumentalmente e a avaliação do observador humano das diferenças de cor em coroas metalo-cerâmicas. Os resultados indicaram que os dentistas têm tolerâncias mais baixas para a diferença de cor que resulta da variação do croma vermelho, em comparação com a diferença de cor que diminui com o amarelecimento. A aceitabilidade da diferença de tonalidade depende da cromaticidade. Os observadores foram mais sensíveis e críticos em relação às coroas cuja cor diferia em vermelhidão do que em relação às coroas cuja cor diferia na mesma medida em amarelo. As correlações entre as diferenças de cor obtidas por instrumentos e as avaliações visuais de percetibilidade e aceitabilidade foram fortes para as coroas que diferiam em croma amarelo e vermelho, mas fracas para a luminosidade. Os limiares de aceitabilidade foram mais baixos para as coroas metálicas que diferiam no croma vermelho (1,1 Δεunidades). Os limiares de percetibilidade (0,4Δε) foram inferiores aos de aceitabilidade para as coroas metalo-cerâmicas que diferiam no seu croma.

Vantagens da análise digital de sombras

a. Elimina a subjetividade da análise da cor e fornece informações exactas para o fabrico da prótese em laboratório.
b. A influência é mais objetiva, pode ser verificada repetidamente
c. Não é influenciado por factores externos, como o ambiente circundante
d. Envolve menos tempo na cadeira.
e. O aspeto do controlo de qualidade é uma vantagem real. O técnico pode verificar se o processo de replicação da cor foi exato para a tonalidade solicitada e, com os sistemas mais sofisticados, pode ser realizada uma "prova virtual".
f. A leitura pode ser traduzida em materiais que podem reproduzir essas caraterísticas nas restaurações fabricadas.

Colorímetros

Os colorímetros com filtro utilizam geralmente três ou quatro fotodíodos de silício que possuem filtros de correção espetral que simulam de perto as funções padrão do observador. Estes filtros actuam como geradores de funções analógicas que limitam a caraterística espetral da luz que atinge a superfície do detetor. A incapacidade de igualar as funções do observador padrão com filtros, mantendo uma sensibilidade adequada para baixos níveis de luz, é a razão pela qual os colorímetros com filtro são considerados inferiores aos dispositivos de varrimento como os espectrofotómetros e os espectrorradiómetros. No entanto, devido à natureza consistente e rápida da deteção, estes dispositivos podem ser precisos com medições diferenciais. É por esta razão que são frequentemente utilizados para o controlo de qualidade.

Colorímetro de fibra ótica

Burget, et al. (1990) descreveram as vantagens do colorímetro de fibra ótica. A cor do dente é causada pela reflexão de volume, ou seja, a passagem da luz incidente através do dente seguida de uma emergência para trás. Esta passagem é simultânea com a deslocação lateral de fotões que, com efeito, influenciam o resultado dos métodos instrumentais habituais de determinação da cor do dente. Este problema é ultrapassado pela utilização de uma iluminação de grande campo e de uma observação de pequeno campo. É descrito um colorímetro de fibra ótica baseado neste princípio. A cor observada através de dois orifícios numa caixa dupla foi visualmente igualada por ajuste subtrativo da cor iluminante numa caixa, enquanto a outra caixa mostrava a parte central do dente difusamente iluminada pela luz do iluminante C. Este colorímetro foi testado em incisivos humanos extraídos, húmidos, na arcada dentária de uma cabeça-fantasma. Os resultados foram comparados com um método visual de tira padrão e com um espetrofotómetro convencional. Concluiu-se que o colorímetro de fibra ótica é um instrumento promissor, embora seja necessário um aperfeiçoamento técnico

Espectrofotómetro

Um espetrofotómetro é um aparelho que mede a reflectância espetral de um corpo. É um fotómetro (um dispositivo para medir a intensidade da luz) que pode medir a intensidade em função da cor ou, mais especificamente, do comprimento de onda da luz. O espetrofotómetro é um instrumento mais complicado e existem várias configurações. Para obter uma medição precisa da cor, é aconselhável utilizar um espetrofotómetro. Um espetrofotómetro mede a reflectância para cada comprimento de onda e permite calcular valores. O princípio geral é que uma fonte de luz é difractada (ou seja, os vários comprimentos de onda são separados espacialmente por uma grelha ou prisma). Os vários comprimentos de onda passam através de uma fenda de entrada e da amostra de ensaio (em algumas configurações, a amostra e a fenda de entrada são invertidas). A amostra absorve seletivamente os vários comprimentos de onda da luz em quantidades variáveis. A luz passa então por outra fenda, designada por fenda de saída, e incide num detetor. O detetor converte a intensidade da luz no comprimento de onda específico num sinal elétrico que é amplificado e apresentado num ecrã ou traçado num gráfico (luz absorvida versus comprimento de onda). Existem muitas variações desta conceção básica. Por exemplo, em alguns casos, a luz que passa através da amostra é comparada com um sinal de referência que passa através de uma amostra de referência - que pode conter apenas o solvente mas nenhum absorvente ativo. Os espectrofotómetros actuais contêm monocromadores e fotodíodos que medem a curva de reflexão da cor de um produto a cada 10 nm ou menos. Em suma, um colorímetro fornece uma medida global da luz absorvida, enquanto um espetrofotómetro mede a luz absorvida em diferentes comprimentos de onda.

Câmaras digitais como colorímetros com filtro

Os dispositivos mais recentes utilizados para a correspondência da cor dentária baseiam-se na tecnologia das câmaras digitais. Em vez de incidir a luz sobre a película para criar uma reação química, as câmaras digitais captam imagens utilizando CCDs, que contêm muitos milhares ou mesmo milhões de elementos sensíveis à luz microscopicamente pequenos (fotossítios). Tal como os fotodíodos, cada fotossítio responde apenas à intensidade total da luz que incide na sua superfície. Para obter uma imagem a cores, a maioria dos sensores utiliza uma filtragem para observar a luz nas suas três cores primárias, de forma análoga ao colorímetro filtrado descrito anteriormente. Existem várias formas de registar as três cores numa câmara digital. As câmaras de maior qualidade utilizam três sensores separados, cada um com um filtro diferente. A luz é direcionada para as diferentes combinações de filtro/sensor através da colocação de um divisor de feixe na câmara. O divisor de feixe permite que cada detetor veja a imagem simultaneamente. A vantagem deste método é que a câmara regista cada uma das três cores em cada localização de pixel.

Espectrorradiómetros

São instrumentos concebidos para produzir as medições de cor mais exactas. Os espectrofotómetros diferem dos espectrorradiómetros principalmente porque incluem uma fonte de luz estável. Existem dois tipos de concepções básicas normalmente utilizadas para estes instrumentos. O instrumento de varrimento tradicional consiste num único detetor de fotodíodos que regista a quantidade de luz em cada comprimento de onda. A luz é dividida em pequenos intervalos de comprimento de onda, passando por um monocromador. Uma conceção mais recente utiliza uma matriz de díodos com um elemento dedicado para cada comprimento de onda. Esta conceção permite a integração simultânea de todos os comprimentos de onda. Ambas as concepções são consideravelmente mais lentas do que os colorímetros com filtro, mas continuam a ser as ferramentas necessárias para examinar e desenvolver dispositivos precisos de medição da cor.

Determinação e reprodução da cor dos dentes

A forma contemporânea de determinação da cor na medicina dentária clínica é através da correspondência visual da cor do dente com as tabelas de cores existentes (a tabela de cores visual mais utilizada, Vita Classical, Vita, Bad Sackingen, Alemanha, tem 16 tabelas de cores)[2] . Este método baseia-se predominantemente numa técnica de tentativa e erro, depende de muitos factores externos e internos e os resultados estéticos são diretamente proporcionais à experiência do clínico, às competências dos técnicos dentários e à qualidade dos materiais disponíveis para a reprodução da cor. As condições externas são a iluminação variável, a sensibilidade do cérebro do examinador (por exemplo, daltonismo do observador) e a qualidade da guia de cor.

As condições internas são determinadas pela morfologia dos dentes e pela rugosidade da sua superfície. Os dentes naturais são constituídos por dois tecidos que influenciam a sua aparência: a dentina (matriz orgânica e a sua espessura são os principais responsáveis pela cor) e o esmalte, o tecido mais externo (96% mineral e o principal responsável pela translucidez). A espessura, a cor e a translucidez destes dois tecidos são diferentes consoante a população, o que provoca diferentes aparências dos dentes. Através da determinação visual da cor, os dentistas só podem comparar a cor resultante, causada pela interação das camadas do dente e da luz circundante, com a da placa de cor homogénea comparável. Com este método, a reprodução da cor não é previsível. Por isso, devem ser feitas tentativas para traduzir os factos físicos da cor para os factos psicológicos (perceptivos) da cor, fornecendo uma base para a determinação da cor (por exemplo, observador padrão, fontes de luz padronizadas). Este é um processo bastante complexo. Os guias de tonalidade existentes estão associados a muitos erros, tais como gamas de tonalidade limitadas, distribuição não sistemática no espaço de cor 3D e variação de tonalidade entre diferentes números de lote das mesmas tabelas de tonalidade.

Mais importante ainda, são feitos de um material homogéneo (plástico) cujas propriedades ópticas não estão relacionadas com os dentes naturais estratificados. A falta de comunicação adequada entre o dentista e o laboratório de prótese dentária, incluindo possíveis discrepâncias entre os seus shadetabs, também pode afetar o processo de reprodução da cor.

Para poder produzir a mistura de cores correspondente noutras indústrias de cores, estão a ser utilizados dispositivos electrónicos para determinar a quantidade de diferentes pigmentos no substrato. Um dos dispositivos electrónicos mais precisos para a medição da cor é um espetrofotómetro. Um espetrofotómetro pode recolher a luz que se reflecte da superfície do material e traduzi-la em três coordenadas de cor. Estes são os três números que descrevem exatamente uma posição da cor no espaço de cor 3D. Em termos fundamentais, estas três coordenadas indicam a proporção de vermelho, verde e azul na mistura de cores dos materiais homogéneos. Os espectrofotómetros tornaram disponível a metodologia para determinar os dados objectivos da cor de um dente. No entanto, devido à complexidade da estrutura interna do dente e à rugosidade da sua superfície, esta metodologia não é sustentável para dar uma orientação para a reprodução da cor do dente. Esta metodologia apenas traduz a cor global do dente em três números, mas a magnitude dos diferentes factores que influenciam a cor total ainda não é detetável.

Para uma reprodução correta da cor, é muito importante que a estrutura do dente seja imitada com materiais dentários. Isto significa que os materiais dentários devem substituir as duas camadas do dente (réplica da dentina e do esmalte) com espessura, cor, translucidez e rugosidade de superfície semelhantes às do próprio dente.

Devido ao facto de a cor ter três dimensões que podem ser medidas, é possível quantificar a cor dos dentes ao longo de uma área ou ponto medido. O sistema de especificação de cor para utilização em medicina dentária é o sistema de cor CIE-L*a*b*. CIE significa Commission Internationale de l'Eclairage (Comissão Internacional da Iluminação), que é a Comissão Internacional da Cor criada em 1931 com o objetivo de padronizar os tópicos da cor. L*, a* e b* são os três eixos de cor representados no espaço de cor 3D. O eixo L* é conhecido como a luminosidade e estende-se de 0 (preto) a 100 (branco). Os outros dois eixos a* e b* representam, respetivamente, o vermelho-verde e o amarelo-azul. Estas três coordenadas específicas são recalculadas a partir dos três estímulos de cor absolutos (X, Y, Z) que podem ser medidos com espectrofotómetros. A razão para a introdução do modelo L*a*b* foi a necessidade de estabelecer distâncias uniformes entre dois estímulos de cor, de modo a poder definir a diferença de cor exacta (ΔE*). O ΔE* é utilizado como uma medida das diferenças de cor e pode ser calculado de acordo com a seguinte equação: $\Delta E^* = \sqrt{((\Delta L^*)^2 + (\Delta a^*)^2 + (\Delta b^*))^2}$

Quanto mais elevado for o valor ΔE*, maior é a diferença de cor e, por conseguinte, mais percetível é a diferença para o olho humano. O Limiar de Percetibilidade (PT) é o limiar a partir do qual a diferença de cor (ΔE*) pode ser detectada por 50 % dos observadores, não notando os outros 50 % qualquer diferença de cor entre os objectos comparados. Limiar de Aceitabilidade (TA) é o limiar a partir do qual a diferença de cor é considerada aceitável por 50 % dos observadores, sendo que os outros 50 % dos observadores substituem ou corrigem o restauro.

A reprodução da cor do dente em materiais dentários é um processo muito crítico que começa com a determinação e descrição da aparência do dente, e por vezes continua com a comunicação da aparência entre o dentista e o laboratório dentário, depois a seleção da porcelana e o fabrico da restauração no laboratório dentário, e finalmente termina com a colocação da restauração e a avaliação da sua cor no consultório dentário.

Os passos clínicos para uma gestão previsível da cor em dentisteria restauradora estética com base no estudo de Chu et al são os seguintes

Após a primeira etapa de avaliação, o dentista faz uma análise da cor, quer visualmente quer com dispositivos electrónicos de medição da cor. No caso das restaurações diretas, a importância de uma maquete não deve ser esquecida. No caso das restaurações indirectas, é feita uma interpretação desta informação e enviada para o técnico de prótese dentária que traduz esta informação de cor dada num fabrico da restauração solicitada. Esta é finalmente enviada de volta para o dentista que verifica a exatidão da correspondência de cores. Este processo é ainda mais complicado pelo facto de, muitas vezes, o técnico ter de reproduzir a cor prescrita pelo dentista sem nunca ter visto o doente. Tal como já foi descrito, todas as etapas deste processo são sensíveis a uma grande escala de factores que podem levar a uma falta de correspondência de cor e a problemas estéticos. Isto pode causar frustração não só para os pacientes, mas também para todos os profissionais de medicina dentária que participam no processo de produção, profissionais que procuram a excelência no seu trabalho. Por conseguinte, é muito importante reduzir o número de factores que podem afetar a determinação e reprodução precisas da cor dos dentes.

Muitas vezes, a restauração é primeiro fabricada num modelo no laboratório e depois enviada de volta para o paciente para ser colocada na cadeira. Apesar de a medição digital da cor estar disponível, a utilização desta informação pelos técnicos de prótese dentária para formular materiais (cerâmicos) e fabricar restaurações de porcelana individualizadas ainda não garante um resultado de cor previsível devido a erro humano na reprodução da cor. Graças às conquistas contemporâneas da medicina dentária digitalizada, entramos numa era em que as restaurações dentárias em cerâmica pura podem ser feitas de forma totalmente automática, utilizando técnicas baseadas em CAD/CAM (desenho assistido por computador/ fabrico assistido por computador). Este desenvolvimento aumenta a qualidade das restaurações porque alguns erros humanos são excluídos do processo de fabrico. Graças à tecnologia CAD/CAM, a espessura das diferentes camadas de porcelana (dentina e esmalte) pode ser fabricada com precisão. Apesar de isto ser possível, ainda não foi desenvolvida uma forma padronizada de alterar a quantidade de pigmentos na porcelana que simula as caraterísticas ópticas dos dentes naturais. Além disso, as amostras de porcelana precisam de ser feitas de forma estratificada para imitar os dentes. Quando conseguimos padronizar também estas variáveis, é possível desenvolver um modelo digital que relaciona os dados da cor do dente e os dados das diferentes amostras de porcelana padronizadas, de modo a obter a correspondência mais próxima ($\Delta E^* \leq 1$). Este modelo pode então ser integrado com os dados de espessura e aplicado na tecnologia CAD/CAM. Também no que diz respeito à reprodução da cor dos dentes com resinas compostas, tal como com a porcelana, os métodos de aplicação estratificados devem ser normalizados e a dimensão da translucidez dos dentes deve ser considerada. Uma vez reproduzida a cor e a técnica de estratificação corretas para as resinas compostas, é também de grande importância considerar a estabilidade da cor desses materiais, de modo a manter a correspondência correta da cor ao longo do tempo.

Resumo

A seleção da cor do dente é um processo altamente complexo que requer uma interação de factores científicos, fisiológicos, psicológicos e artísticos para um resultado preciso. Os princípios científicos relacionados com a luz e a cor desempenham um papel fundamental na determinação da cor do dente percepcionada. No entanto, a perceção da cor depende das capacidades da visão humana, que podem alterar a tonalidade captada pelos olhos ou a sua imagem feita no cérebro. Qualquer deficiência relacionada com a visão pode afetar seriamente a fiabilidade das cores selecionadas ou formuladas. Além disso, as qualidades artísticas de um indivíduo podem modificar a forma como uma tonalidade é observada. É necessário não só ter formação e preparação adequadas para o método visual utilizado habitualmente, mas também compreender corretamente os vários factores envolvidos e a sua influência na seleção de cores. Isto pode garantir combinações de cores fiáveis, repetíveis e precisas no dia a dia.[1]

Houve uma série de avanços tecnológicos e materiais recentes que oferecem o potencial para melhorar a correspondência de cores em próteses. A ênfase dos media num "padrão estético" é provavelmente responsável por impulsionar os avanços mais recentes na correspondência de cores.[81] Existem dispositivos de medição da superfície dentária completa e da superfície dentária de área limitada. Os dispositivos de medição de dentes completos calculam a média da cor numa área maior, enquanto os dispositivos de medição de área limitada medem uma área mais pequena. Todos estes instrumentos são ferramentas suplementares úteis na análise da cor para restaurações diretas ou indirectas, comunicação para restaurações indirectas, reprodução e verificação da cor. A comunicação da cor é melhor efectuada utilizando fotografias de referência com guias de cor de referência dos actuais sistemas de guias de cor obtidos com uma câmara digital.

É provável que os novos instrumentos e tecnologias de correspondência de cores de alta qualidade e a preços acessíveis contribuam para o sucesso do trabalho com cores e da medicina dentária estética em geral, especialmente se forem complementados com uma melhor educação e formação dos profissionais de medicina dentária em matéria de cores e com o avanço dos materiais dentários. Sempre que possível, devem ser utilizados os métodos de correspondência de cores instrumental e visual, uma vez que se complementam mutuamente e podem conduzir a resultados estéticos previsíveis.[77]

Bibliografia

1. Ahmad, S, Habib, SR & Azad, AA, 2011. Princípios científicos e artísticos da seleção da cor dos dentes: uma revisão. *Pak Oral & Dental J,* vol 31, pp. 25-31.

2. Chu, SJ, 2007. Passos clínicos para uma gestão previsível da cor em dentisteria restauradora estética. *Dent Clin North Am,* vol 51, pp. 473-485.

3. McMaugh, DR, 1977. Uma análise comparativa da capacidade de correspondência de cores de dentistas, estudantes de medicina dentária e técnicos de cerâmica. Aust Dent J, vol 22, pp. 165-167.

4. Shotwell, JL, Johnston, WM & Swarts, RG, 1986. Comparações de cores de dentes de prótese e guias de cor. *J Prosthet Dent,* vol 56, pp. 31-34.

5. Young Jr, L, Glaros, AG, Moore, DJ & Collins, JF, 1994. Avaliação das diferenças de cor em próteses de resina acrílica e dentes naturais. *J Prosthet Dent,* vol 71, pp. 575-580.

6. Yap, AU, Bhole, S & Tan, K.B., 1995. Correspondência de cor de materiais restauradores de cor dentária com base num guia de cor comercial. *Quintessence Int,* vol 26, pp. 80-85.

7. Douglas, RD & Brewer, JD, 1998. Aceitabilidade das diferenças de cor em coroas metalo-cerâmicas. *J Prosthet Dent,* vol. 79, pp. 254-260.

8. Okubo, SR, Kanawati, A., Richards, MW & Childressd, S, 1998. Avaliação da correspondência de cores visual e instrumental. *J Prosthet Dent,* vol 80, pp. 642648.

9. Yap, AUJ, Sim, CPC, Loh, WL & Teo, JH, 1999. Olho humano versus correspondência de cores computorizada. *Oper Dent,* vol 24, pp. 358-363.

10. Rd, D, 1999. Previsão da espessura da procelana necessária para a correspondência de cores dentárias. J Porsthet Dent, vol 82, pp. 143-149.

11. Ragain Jr, JC & Johnston, WM, 2000. Aceitação da cor de materiais de restauração dentária direta por observadores humanos. *Color Res Appl,* vol 25, pp. 278285.

12. Wee, AG, Rang, EY, Johnston, WM & Seghi, RR, 2000. Avaliação da correspondência de cor da porcelana de diferentes sistemas de correspondência de cor da porcelana. *J Esthet Rest Dent,* vol12, pp. 271-280.

13. Sim, CP, Yap, AU & Teo, J, 2001. Perceção da cor entre diferentes profissionais de medicina dentária. *Oper Dent,* vol 26, pp. 435-439.

14. Heffernan, MJ, Aquilino, SA, Diaz-Arnold, AM, Haselton, DR, Stanford, CM & Vargas, MA, 2002. Translucidez relativa de seis sistemas de cerâmica pura. Parte I: materiais de núcleo. *J Prosthet Dent,* vol. 88, pp. 4-9.

15. Tung, FF, Goldstein, GR, Jang, S & Hittelman, E, 2002. A repetibilidade de um colorímetro dentário intra-oral. *J Prosthet Dent,* vol 88, pp. 585-590.

16. Paul, S, Peter, A, Pietrobon, N & Hammerle, CHF, 2002. Análise visual e espectrofotométrica da cor dos dentes humanos. *J Dent Res,* vol 81, pp. 578-582.

17. Wee, AG, Monaghan, P. e Johnston, WM, 2002. Variação de cor entre a cor pretendida e a cor fabricada da porcelana dentária. *J Prosthet Dent,* vol 87, pp. 657-666.

18. Al-Wahadni, A., Ajlouni, R., Al-Omari, Q, Cobb, D & Dawson, D, 2002. Perceção da correspondência de cores das restaurações de porcelana fundida em metal: uma comparação entre o dentista e o paciente. *J Am Dent Assoc,* vol 133, pp. 1220-1225.

19. Barrett, AA, Grimaudo, NJ, Anusavice, KJ & Yang, MC, 2002. Influência da aba e do desenho do disco na correspondência de cores da porcelana dentária. *J Prosthet Dent,* vol 88, pp. 591-597.

20. Hammad, IA, 2003. Repetibilidade intra-avaliador das selecções de cor com dois guias de cor. *J Prosthet Dent,* vol 89, pp. 50-53.

21. Dancy, WK, Yaman, P, Dennison, JB, O'BRIEN, WJ & Razzoog, ME, 2003. Medições de cor como critérios de qualidade para a correspondência de cor clínica de coroas de porcelana. *J Esthet Rest Dent,* vol15, pp. 114-122.

22. Lagouvardos, P.E, Diamanti, H & Polyzois, G, 2004. Efeito das tonalidades

individuais na fiabilidade e validade dos observadores na correspondência de cores. *Eur J Prosthodont Restor Dent,* vol 12, pp. 51-56.

23. Cal, E, Sonugelen, M, Guneri, P, Kesercioglu, A & Kose, T, 2004. Aplicação de uma técnica digital na avaliação da fiabilidade da sombra guias. *J Oral Rehabil,* vol 31, pp. 483-491.

24. Ikeda, T, Sidhu, SK, Omata, Y, Fujita, M & Sano, H, 2005. Cor e translucidez de tons opacos e tons de corpo de compósitos de resina. *Eur J Oral Sci,* vol 113, pp. 170-173.

25. WEE, AC, Kang, EY, Jere, D & Beck, FM, 2005. Correspondência de cor clínica de sistemas de correspondência de tonalidade visual de porcelana. *J Esthet Rest Dent,* vol 17, pp. 351-357.

26. Esan, TA, Olusile, AO & Akeredolu, PA, 2008. *J Contemp Dent Pract,* vol 7, pp. 80-87.

27. Cal, E, Güneri, P & Kose, T, 2006. Comparação de medições digitais e espectrofotométricas de guias de tonalidade de cor. *J Oral Rehabil,* vol 33, pp. 221-228.

28. Winkler, S, Boberick, KG, Weitz, KS, Datikashvili, I & Wood, R, 2006. Shade matching by dental students. *J Oral Implantol,* vol 32, pp. 256-258.

29. Derdilopoulou, FV, Zantner, C, Neumann, K & Kielbassa, AM, 2007. Avaliação da análise visual e espectrofotométrica da cor: uma comparação clínica de 3.758 dentes. *Int J Prosthodont,* vol 20, pp. 414-418.

30. Paravina, RD, Majkic, G, Imai, FH & Powers, JM, 2007. Otimização da cor do dente e desenho do guia de cor. *J Prosthodont,* vol16(4), pp. 269-276.

31. Douglas, RD, Steinhauer, TJ & Wee, A.G., 2007. Determinação intra-oral da tolerância dos dentistas para a percetibilidade e aceitabilidade da discrepância de cor. *J Prosthet Dent,* vol 97, pp. 200-208.

32. Yuan, JCC, Brewer, JD, Monaco Jr, EA & Davis, EL, 2007. Definição de um espaço de cor de dente natural baseado num sistema de cor tridimensional. *J Prosthet Dent,* vol 98, pp. 110-119.

33. Gozalo-Diaz, D, Johnston, WM & Wee, AG, 2008. Estimar a cor dos incisivos centrais superiores com base na idade e no género. *J Prosthet Dent,* vol 100, pp. 93-98.

34. Da Silva, JD, Park, SE, Weber, HP & Ishikawa-Nagai, S, 2008. Desempenho clínico de um sistema espetrofotométrico recentemente desenvolvido em dentes

reprodução de cores. *J Prosthet Dent,* vol. 99, pp. 361-368.

35. NAPADLEK, P., PANEK, H. & D^BROWA, T., 2008. Métodos de comparação utilizados na seleção da cor dos dentes. Dent. Med. Probl, vol 45, pp. 65-69.

36. Li, Q, Yu, H & Wang, YN, 2009. Avaliação espectrorradiométrica in vivo dos erros de correspondência de cores entre cinco guias de cores. *J Oral Rehabil,* vol 36, pp. 65-70.

37. Kim-Pusateri, S, Brewer, JD, Davis, EL & Wee, AG, 2009. Fiabilidade e precisão de quatro dispositivos dentários de correspondência de cores. *J Prosthet Dent,* vol 101, pp. 193-199.

38. Schropp, L, 2009. Correspondência de sombras assistida por fotografia digital e software de computador. *J Prosthodont,* vol 18, pp. 235-241.

39. Jasinevicius, TR, Curd, FM, Schilling, L & Sadan, A, 2009. Habilidades de combinação de cores de técnicos de laboratório dentário usando uma fonte de luz comercial. *J Prosthodont,* vol 18, pp. 60-63.

40. Haddad, H.J., Jakstat, H.A., Arnetzl, G., Borbely, J., Vichi, A., Dumfahrt, H., Renault, P., Corcodel, N., Pohlen, B., Marada, G. & de Parga, J.A.M.V., 2009. Does gender and experience influence shade matching quality. *J dent,* vol 37, pp. e40-e44.

41. Paravina, RD, 2009. Avaliação do desempenho de guias de cor dentária. *J dent,* vol 37, pp. e15-e20.

42. Ueda, T, Takagi, I, Ueda-Kodaira, Y, Sugiyama, T, Hirose, N, Ogami, K, Mori, K & Sakurai, K, 2010. Diferenças de cor entre dentes artificiais e naturais em utilizadores de próteses parciais removíveis. Boletim da

Faculdade de Medicina Dentária de Tóquio, vol. 51, pp. 65-68.

43. Paravina, RD, O'Neill, PN, Swift Jr, EJ, Nathanson, D & Goodacre, CJ, 2010. Ensino da cor no ensino dentário pré-doutoral e pós-doutoral em 2009. *J dent,* vol 38, pp. e34-e40.

44. Jaju, RA, Nagai, S, Karimbux, N & Da Silva, JD, 2010. Avaliando a capacidade de correspondência de cores de dentes de estudantes de odontologia. *J Dent Educ,* vol 74, pp.10021010.

45. Çapa, N, Kazazoglu, E & Qalikkocaoglu, S, 2010. Avaliação dos factores que afectam a capacidade de combinação de sombras dos dentistas, funcionários dentários e leigos. *J Am Dent Assoc,* vol 141, pp. 71-76.

46. Corcodel, N, Helling, S, Rammelsberg, P e Hassel, AJ, 2010. Efeito metamérico entre dentes naturais e os separadores de cor de um guia de cor. *Eur J Oral Sci.,* vol 118, pp. 311-316.

47. Poljak-Guberina, R, Celebic, A, Powers, JM & Paravina, RD, 2011. Discriminação de cor de profissionais de medicina dentária e leigos com deficiência de cor. *J dent,* vol 39, pp. e17-e22.

48. Sharma, V, Punia, V, Khandelwal, M, Punia, S & Lakshmana, R, 2010. Um estudo da relação entre a cor da pele e o valor da cor do dente na população de Udaipur, Rajasthan. Int J Dent Clin, vol 2, pp. 26-9.

49. Lasserre, JF, Pop-Ciutrila, IS & Colosi, HA, 2011. Uma comparação entre um novo método visual de correspondência de cores por câmara intraoral e métodos visuais e espectrométricos convencionais. *J dent,* vol 39, pp. e29-e36.

50. AlSaleh, S, Labban, M, AlHariri, M & Tashkandi, E, 2012. Avaliação da capacidade de auto-combinação de cores de estudantes de medicina dentária utilizando meios visuais e instrumentais. *J dent,* vol 40, pp. e82-e87.

51. Yuan, K, Sun, X, Wang, F, Wang, H & Chen, JH, 2012. Avaliações in vitro e in vivo de três instrumentos de correspondência de cor assistidos por computador. *Oper Dent.,* vol 37, pp. 219-227.

52. Tam, WK & Lee, HJ, 2012. Correspondência de cores dentárias utilizando uma câmara digital. *J dent,* vol 40, pp. e3-e10.

53. Olms, C, Klinke, TH, Pirek, P & Hannak, WB, 2013. Estudo multicêntrico randomizado sobre o efeito do treinamento na correspondência da cor do dente. *J dent,* vol 41, pp. 1259-1263.

54. Corcodel, N, Karatzogiannis, E, Rammelsberg, P & Hassel, AJ, 2012. Avaliação de duas abordagens diferentes para a aprendizagem da correspondência de cores em medicina dentária. *Ata Odontol Scand,* vol 70, pp. 83-88.

55. Nakhaei, M, Ghanbarzadeh, J, Keyvanloo, S, Alavi, S e Jafarzadeh, H, 2013. Desempenho de correspondência de sombra de estudantes de medicina dentária com três condições de iluminação diferentes. *J Contemp Dent Pract,* vol 14, pp.100-112.

56. Bahannan, SA, 2014. Qualidade de correspondência de sombra entre estudantes de odontologia usando métodos visuais e instrumentais. *J dent,* vol 42, pp. 48-52.

57. Haralur, SB, 2015. Efeito da idade na cor do dente, cor da pele e inter-relação entre a cor da pele e do dente na subpopulação da Arábia Saudita. *J Int Oral Health,* vol 7, pp. 33-38.

58. Igiel, C, Weyhrauch, M, Wentaschek, S, Scheller, H & Lehmann, KM, 2016. Correspondência de cores dentárias: uma comparação entre métodos visuais e instrumentais. *Dental Mater J,* vol 35, pp. 63-69.

59. Miyajiwala, JS, Kheur, MG, Patankar, AH & Lakha, TA, 2017. Comparação de métodos fotográficos e convencionais para a seleção da cor do dente: Uma avaliação clínica. *J Indian Prosthodont Soc,* vol 17, pp. 273-278.

60. Lehmann, K, Devigus, A, Wentaschek, S, Igiel, C, Scheller, H & Paravina, R, 2017. Comparação da correspondência visual da cor e do dispositivo eletrónico de medição da cor. Int J Esthet Dent, vol 12. pp. 80-86.

61. Rao, D & Joshi, S, 2018. Avaliação do espaço de cor do dente natural da população indiana e sua comparação com os sistemas de cor do fabricante.

Contemp Clin Dent, vol 9, pp. 395-398.

62. Liberato, WF, Barreto, IC, Costa, PP, de Almeida, CC, Pimentel, W & Tiossi, R, 2019. Uma comparação entre a correspondência de cores visual, scanner intraoral e espetrofotómetro: um estudo clínico. *J Prosthet Dent,* vol 121, pp. 271-275.

63. Bratner, S, Hannak, W, Boening, K & Klinke, T, 2020. Determinação de cor com modelos sem correspondência usando duas escalas de cor de dente diferentes - uma avaliação in vitro. *J Indian Prosthodont Soc,* vol 32, pp. 593-600.

64. Czigola, A, Roth, I, Vitai, V, Fehér, D, Hermann, P e Borbély, J, 2021. Comparação da eficácia da medição da cor por scanner intraoral, espetrofotómetro digital e avaliação visual da cor. *J Esthet Rest Dent,* vol 33, pp. 1166-1174.

65. Abu-Hossin, S, Onbasi, Y, Berger, L, Troll, F, Adler, W, Wichmann, M & Matta, RE, 2023. Comparação da seleção digital e visual da cor dos dentes. Clinic Experi Dent Res, vol 9, pp.368-374.

66. Alnusayri, MO, Sghaireen, MG, Mathew, M, Alzarea, B, Bandela, V & Sghaireen, MG, 2022. Seleção de sombra em odontologia estética: Uma revisão. Cureus, *J Prosthet Dent,* vol 14, pp. 45-48.

67. Joiner, A, 2004. Tooth colour: a review of the literature. *J dent,* vol 32, pp.3-12.

68. Vasantha Kumar, M, Ahila, SC e Suganya Devi, S, 2011. A ciência da seleção de dentes anteriores para um paciente completamente desdentado: uma revisão da literatura. . *J Indian Prosthodont Soc,* vol 11, pp.7-13.

69. Ferro, KJ, Morgano, SM, Driscoll, CF, Freilich, MA, Guckes, AD, Knoernschild, KL, McGarry, TJ & Twain, M, 2017. O glossário de termos protéticos.

70. Petryshyn, W, 1967. Relações psicofísicas de tonalidade do sistema de cores Munsell. *J Indian Prosthodont Soc, vol 3, pp. 56-60.*

71. Sikri, VK, 2010. Cor: Implicações na medicina dentária. Jornal de medicina

dentária conservadora: *J Cons Dent,* vol 13, pp.249-259.

72. Chu, SJ, Paravina, RD, Sailer, I & Mieleszko, AJ, 2017. Cor em medicina dentária: um guia clínico para uma estética previsível. Quintessence Publishing. ed 1, pp 172-84.

73. Miller, LL, 1999. Correspondência de cores. J Esthet Restor Dent, vol 5, pp143-53.

74. Sproull, RC, 1973. Correspondência de cores em medicina dentária. Parte II. Aplicações práticas da organização da cor. *J Prosthet Dent,* vol 29, pp. 556566.

75. Joiner, A, 2004. Cor dos dentes: uma revisão da literatura. *J dent,* vol 32, pp.3-12.

76. Burkinshaw, SM, 2004. A cor em relação à medicina dentária. Fundamentos da ciência da cor. *Br Dent J,* vol 196, pp. 33-41.

77. Chu, SJ, Trushkowsky, RD & Paravina, RD, 2010. Instrumentos e sistemas de correspondência de cores dentárias. Revisão dos aspectos clínicos e de investigação. *J dent,* vol 38, pp. e2-e16.

78. Saleski, CG, 1972. Cor, luz e correspondência de sombras. *J Prosthet Dent,* vol 27, pp 263-268.

79. Fondriest, J, 2003. Correspondência de cores em dentisteria de restauração: a ciência e as estratégias. *Int J Perio Rest Dent,* vol 23, pp. 467-480.

80. Verma AK, Ali M, Chaturvedi S, Ahmad N & Srivastava M. 2015. Ciência e sistema de cores dentárias. Br J Mater Sci Technol. vol1, pp 7-10.

81. Smitha, AJ e Savitha, PN, 2017. Correspondência de cores em odontologia estética - do passado aos avanços recentes. J Dent Oral Care Med, vol 3, pp102-105.

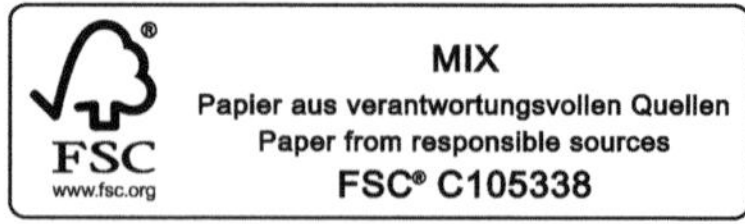

Printed by Books on Demand GmbH, Norderstedt / Germany